AF460395

PUBLICATIONS DU *MOUVEMENT MÉDICAL*

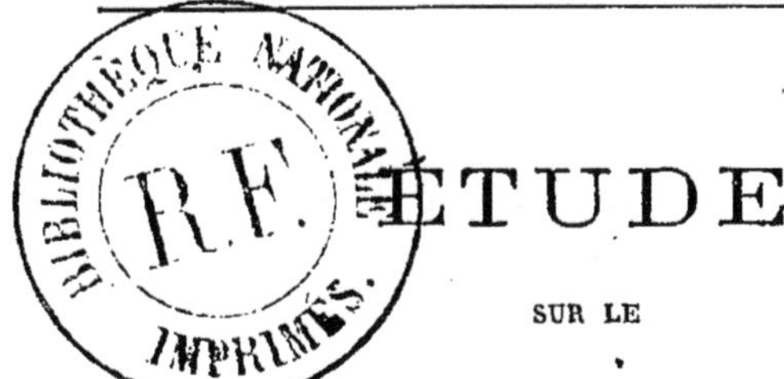

ÉTUDE

SUR LE

CANCER PRIMITIF

DES VOIES BILIAIRES

PAR

F. VILLARD

INTERNE DES HOPITAUX

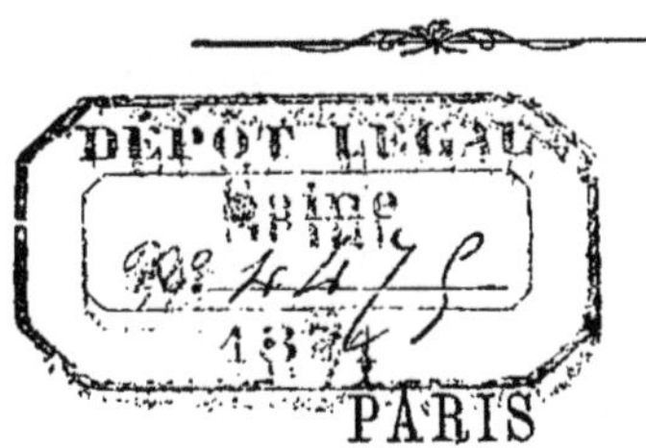

PARIS

ADRIEN DELAHAYE, LIBRAIRE-ÉDITEUR,

Place de l'École-de-Médecine, 23.

1870

ÉTUDE

SUR LE

CANCER PRIMITIF

DES VOIES BILIAIRES

Chapitre premier. — Historique.

« Les maladies des voies biliaires n'ont pas encore été suffisamment étudiées, et cette étude présente de graves difficultés, au nombre desquelles nous pouvons placer le manque de connaissances sur le mode d'origine des conduits biliaires, l'extrême finesse de leurs dernières ramifications et la rareté des occasions d'examiner d'assez bonne heure leurs altérations (1). »

Ce que Frerichs dit en général des maladies des voïes biliaires peut également s'appliquer sinon en totalité, du moins en partie, au cancer primitif de ces organes. Pendant longtemps, en effet, cette altération est passée inaperçue, confondue probablement avec le cancer du foie qui lui est quelquefois consécutif, et ce n'est que depuis un tiers de siècle environ que l'on en trouve quelques observations consignées dans la science. Baillie, cependant, suivant Littré, aurait observé

(1) Frerichs, *Traité prat. des maladies du foie*, p. 661.

un cas de dégénérescence cancéreuse de la vésicule : les parois de la poche étaient considérablement épaissies et présentaient à leur surface un grand nombre de tubercules gros et durs ; le foie était atteint de la même maladie (1). — Mais dans ce fait, le foie était-il atteint secondairement, ou bien avait-il été envahi primitivement par la dégénérescence ? La question reste indécise et le fait ne conserve plus la valeur qu'on pourrait lui attribuer. M. Cruveilhier, cité par Heyfelder, dit que la vésicule est souvent cancéreuse et que le cancer qui l'atteint est différent de celui du foie, ou qu'il résulte de l'extension de l'altération carcinomateuse de ce dernier (2). Dans son traité d'anatomie pathologique, cet auteur ne parle que d'une façon très-incidente du cancer des voies biliaires et ne lui consacre aucun paragraphe exclusif (3).

En 1838, seulement, pour la première fois, M. Durand-Fardel observa deux exemples bien caractérisés de cette affection : ces deux faits se trouvent consignés avec tous leurs détails dans les Bulletins de la Société anatomique (4). Deux ans plus tard, en 1840, le même auteur avait recueilli trois nouvelles observations de cancer des voies biliaires, qu'il réunit aux deux premières dans un mémoire publié dans les Archives générales de médecine (5). Dans ce travail, qui n'est

(1) Littré, *Dict. de médecine*, t. V, p. 231, 2e édition.
(2) *Archives générales de médecine*, 1839.
(3) Cruveilhier, *Anat. pathol.*, t. II, p. 542.
(4) *Bul. sociét. anat.*, 1838.
(5) Durand-Fardel, *Arch. génér. de méd.*, 1840.

pas seulement consacré à l'étude du cancer, mais encore à celle de quelques autres points de la pathologie des voies biliaires, M. Durand-Fardel se borne, après avoir relaté chacune de ses observations, à les faire suivre de quelques considérations anatomo-pathologiques. Au sujet de l'une d'elles, qui est un bel exemple de dégénérescence colloïde de la vésicule biliaire, il discute l'opinion de Bérard (jeune) qui ne voyait dans l'altération colloïde autre chose que le squirrhe en voie de ramollissement.

A part M. Durand-Fardel, qui dans son Traité des maladies des vieillards a encore consacré quelques pages à l'histoire du cancer des voies biliaires, aucun auteur ne s'est occupé sérieusement de cette altération. — Frerichs cependant lui consacre quelques pages, et décrit le cancer villeux qu'il considère comme pouvant exister seul ou s'associer à d'autres cancers (1). Murchison dit quelques mots du cancer de la vésicule, et rapporte une fort belle observation de cette variété de la dégénérescence (2). Mais tous les autres auteurs classiques que nous avons entre les mains sont muets sur ce sujet; chez eux, c'est à peine si l'affection est indiquée; c'est à peine si on peut trouver des signes de son existence. Nous devons cependant faire une exception et signaler d'une façon toute spéciale un paragraphe de l'article *Voies biliaires* du *Dictionnaire encyclopédique des sciences médicales*, par MM. Barth et Besnier,

(1) Frerichs, *loc. cit.*, p. 692.
(2) Murchison, *On Diseases of the Liver*, p. 540.

dans lequel on trouve sous une forme concise et méthodique une description substantielle de l'altération qui nous occupe (1).

Nous avons eu occasion récemment d'observer à l'hôpital Saint-Antoine, dans le service de notre excellent maître, M. Besnier, un exemple curieux de cancer primitif des voies biliaires ; ce fait remarquable excita vivement notre curiosité et nous engagea à rechercher tous les cas de même nature qui pouvaient être relatés dans les divers recueils scientifiques. Ce travail nous a permis de réunir un certain nombre d'observations, constituant chacune un cas intéressant, qui nous a paru mériter d'être analysé avec soin. A tous ces faits, nous avons pu en ajouter deux autres, dont l'un, entièrement inédit, et que nous devons à l'obligeance de M. Charcot.

En consignant les résultats de notre analyse, nous n'avons pas la prétention de faire l'histoire complète de la dégénérescence cancéreuse primitive des voies biliaires. Notre but est plus restreint ; nous voulons simplement essayer d'établir l'état de la science sur une altération intéressante et généralement peu connue.

Chap. II. — Anatomie pathologique.

La dégénérescence cancéreuse peut se développer primitivement sur tous les points des voies biliaires, mais d'abord c'est sur la vésicule qu'elle se montre le plus fréquemment au début, puis ensuite sur les canaux cystique et cholédoque.

(1) *Dict. encycl. des scienc. méd.*, t. IX, p. 337.

D'après Frerichs, c'est dans le tissu cellulaire sous-muqueux que commence l'altération, et celle-ci se comporte dans les voies biliaires absolument de la même façon que dans l'intestin : cette analogie de marche a été parfaitement établie par M. Notta dans un rapport lu devant la Société anatomique en 1847. Voici comment se présente l'altération au début : on observe d'abord de petites masses aplaties, disséminées dans le tissu conjonctif sous-muqueux ; celles-ci bientôt s'étendent, s'agrandissent, soulèvent la muqueuse, finissent par l'envahir et la détruire. Il en résulte dans l'intérieur de la vésicule une plaque ulcérée, tantôt étendue en largeur, occupant une grande partie de la surface de la poche, tantôt bourgeonnant sur place et donnant lieu à des saillies, à des végétations libres et flottantes au milieu de la cavité du réservoir biliaire. — La membrane musculaire est consécutivement envahie, et se trouve bientôt détruite dans une étendue plus ou moins grande ; dans les points qui échappent à l'altération, elle subit une hypertrophie souvent considérable. Dans ce dernier cas, les parois de la vésicule peuvent acquérir en certains points une épaisseur double, triple, de celle qui existe normalement, ainsi que cela ressort de l'analyse de la plupart des observations qu'on lira dans le cours de ce travail. — Voici comment Frerichs décrit en quelques lignes cette marche pathologique : « Il se développe dans le tissu cellulaire sous-muqueux, dit-il, des nodus qui envahissent graduellement la membrane muqueuse ainsi que les tuniques musculaires et séreuses. La paroi de la vésicule s'épaissit considérablement; sa surface extérieure devient inégale, sa cavité est souvent remplie par une masse cancéreuse; assez fréquemment les végétations faisant saillie dans la vésicule se détruisent et donnent naissance à des ulcérations qui remplissent la poche d'un liquide sanieux (1). »

L'observation suivante est intéressante parce qu'elle permet d'étudier le travail pathologique et d'en suivre la marche.

Obs. I. — *Tumeur abdominale; — Coloration ictérique; — Cancer encéphaloïde occupant le fond de la vésicule.* (Lacaze-Duthiers et Notta; *Bull. de la Société Anat.*, 1847.)

Une femme de 71 ans entra à la Salpêtrière (service de Prus), le 26 février 1847. Pendant la vie, elle ne présenta d'autres symptômes, du côté des voies biliaires, qu'une tumeur globuleuse, indolente, du volume d'un œuf de poule, légèrement mobile sous la paroi abdomidale et située immédiatement au-dessous du bord inférieur du foie, dans le point correspondant à la vésicule. Il n'y a pas eu de troubles digestifs; l'appétit a toujours été bon. La peau de la malade présentait une coloration subictérique. Atteinte d'une pleurésie aiguë, cette femme mourut au bout de quelques jours.

Autopsie. — Outre les lésions propres à la pleurésie, on trouva la vésicule biliaire du volume d'un œuf de poule, et en l'incisant, on vit que tout le fond de cet organe était rempli par une masse encéphaloïde en voie de ramollissement; le foie était sain et ne renfermait aucun noyau cancéreux. On n'en trouva pas

(1) Frerichs, *loc. cit.*, p. 692.

non plus dans les autres organes qui sont le plus souvent atteints de cette dégénérescence (utérus, mamelles, etc.). Les canaux biliaires n'étaient pas altérés, et étaient parfaitement sains ; il y avait de petits calculs noirs, rugueux dans la vésicule.

La masse encéphaloïde qui occupait le fond de la vésicule était assez considérable : la muqueuse n'existait plus, en sorte que la matière ramollie se mêlait à la bile; et, dans le même point, la tunique musculaire étaient manifestement hypertrophiée et épaissie. Il résulte de là qu'il est probable que le cancer a eu son point de départ dans le tissu cellulaire sous-muqueux, et que, au fond de la vésicule, il aura détruit la muqueuse en respectant la tunique musculaire.

La forme qu'affecte l'altération n'est pas unique : on peut observer dans les voies biliaires quatre variétés de cancer, qui sont, par ordre de fréquence : l'encéphaloïde, le squirrhe, le colloïde et le cancer végétant, lequel peut exister simultanément avec les autres formes. Il n'entre pas dans notre cadre de décrire les caractères généraux qui se rapportent à ces diverses manifestations du cancer; nous nous bornerons à indiquer les particularités qui se rattachent à chacune des formes que l'on peut rencontrer dans les voies biliaires.

1. *Variété encéphaloïde.*

L'encéphaloïde se présente ici avec les caractères qu'il revêt partout ailleurs où il se rencontre : il offre ordinairement l'aspect d'une fongosité plus ou moins développée, remplissant quelquefois d'une façon presque complète la vésicule à la face interne de laquelle elle adhère tantôt par une surface large, étendue, tantôt au contraire par un pédicule. Dans un cas observé par M. Icery, la poche de la vésicule remplie d'un liquide noirâtre, fétide, contenait un fongus conique dont le sommet adhérait au fond de la poche, et le corps flottait librement au milieu du liquide. — La consistance de la fongosité varie beaucoup ; elle peut être la même en tous les points, mais ordinairement on observe des parties plus ramollies qui peuvent se détacher et tomber dans le liquide qui entoure la dégénérescence.— Quelquefois la fongosité n'est pas unique, et alors on voit saillir dans l'intérieur de la vésicule, adhérentes à sa surface, plusieurs masses bourgeonnantes qui proéminent plus ou moins. C'est ce qui existait dans une observation de M. Durand-Fardel, où l'on voyait, après avoir incisé la vésicule, plusieurs masses encéphaloïdes grisâtres, saillantes à la surface interne de cette poche. D'autres fois enfin, au lieu de fongosités libres et flottantes, uniques ou multiples, on trouve des plaques encéphaloïdes occupant les parois de la vésicule dans une étendue variable et donnant à ces parois une épaisseur relativement considérable.

Obs. II. — *Troubles digestifs; — Vomissements; — Ictère; — Cancer encéphaloïde de la vésicule; — Fongus libre et flottant; — Dilatation des canaux biliaires.* (Icery ; — *Bulletin de la Société anatomique*, 1853.)

Marie O..., 81 ans. — Lors de son entrée à l'hôpital

de la Charité, le 24 février 1853 (service de M. Andral), elle se trouvait dans un état très-marqué de faiblesse et de dépérissement. Les renseignements recueillis sur elle sont les suivants : quinze mois auparavant, cette femme avait éprouvé diverses incommodités d'un caractère vague et indéterminé, comme des démangeaisons sur tout le corps, des douleurs passagères, des lassitudes spontanées, des frissons dans les membres. Quelque temps après ces premiers symptômes, elle éprouva dans l'hypochondre droit une sensation de gêne, de pesanteur qui s'exagérait par la marche et les moindres mouvements. — Plus tard, il y eut de l'anorexie, du dégoût pour les aliments, un malaise général, des vomissements pituiteux, de légères coliques. Dans le mois qui précéda l'entrée à l'hôpital, il se manifesta de continuelles envies de vomir : aucun aliment solide ne put être gardé; les jambes enflèrent; toute la surface de la peau prit une teinte d'un jaune foncé, et l'amaigrissement, ainsi que la prostration des forces, devinrent considérables.

Etat au moment de l'entrée à l'hôpital. — Coloration jaune des conjonctives et de la peau; — œdème des membres inférieurs; — maigreur et affaiblissement des plus prononcés; — à l'hypocondre droit et à l'épigastre, sensibilité anormale exaspérée par la palpation et la percussion; — trouble des fonctions digestives;—anorexie, vomissements, flatuosités, constipation opiniâtre; — tumeur s'étandant depuis la sixième côte jusqu'à la crête de l'os iliaque, mais ne présentant aucune saillie, aucune bosselure creusée en godet, — pas de matité des parois abdominales qui sont plutôt affaissées que distendues; — pas de signe d'ascite appréciable à l'aide des moyens ordinaires; — résonnance pectorale affaiblie en plusieurs points et surtout à la région postérieure; — altération manifeste de la respiration dans toute l'étendue des poumons; — murmure vésiculaire amoindri, et en grande partie remplacé par des râles sous-crépitants nombreux et un léger souffle à droite; — à la région précordiale, matité très-notable; — souffle au sommet du cœur accompagnant le premier bruit. — Accroissement de ces symptômes les jours suivants; — mort dans le marasme.

Autopsie. — Liquide sanguinolent dans la plèvre et le péritoine; — rétrécissement auriculo-ventriculaire gauche; — dilatation de l'aorte à son origine; — granulations tuberculeuses dans les poumons; — çà et là dans le tissu pulmonaire et distincts des granulations tuberculeuses, corpuscules isolés offrant les caractères du cancer encéphaloïde. Dans le foie, trois lésions sont observées :

1° La glande elle-même n'est pas plus volumineuse qu'à l'état ordinaire; son tissu n'est pas altéré, et sa surface, libre d'adhérences, est parfaitement égale et lisse dans toute son étendue; mais son aspect a changé; elle est d'une coloration brun verdâtre qui indique l'infiltration de la bile dans son parenchyme.

2° Le canal hépatique et ses divisions sont considérablement dilatés et remplis de bile.

3° La vésicule et son conduit sont profondément altérés; les parois de la vésicule épaissies, d'un aspect fibreux, ont été envahies par un produit hétérologue de nature évidemment encéphaloïde. Cette poche contient un liquide noirâtre, fétide, et un fongus conique dont le sommet adhère au fond de la vésicule, et le corps flotte librement au milieu du liquide dont nous venons de parler. La surface interne de la vésicule est seulement ramollie dans la partie qui donne attache au fongus; là elle est noirâtre et ulcérée, tandis que partout ailleurs, elle a l'apparence d'un tissu fibreux. Quant au canal cystique, il est très-épaissi et presque entièrement oblitéré au niveau du conduit cholédoque.

Obs. III. — *Point de symptômes du côté du foie ; — chute quelques jours avant la mort ; — léger ictère ; — affaiblissement rapide ; — tumeur au fond de l'hypochondre droit; cancer encéphaloïde de la vésicule biliaire; — le foie est sain.* (Durand-Fardel) — *Arch. génér. de médecine,* 1840.

La nommée C..., 72 ans, entre le 3 mai 1846 à la salle Saint-Alexandre, n° 99 (Salpêtrière). Elle a assez d'embonpoint ; sa figure ne présente dans sa couleur, ni dans son expression, aucune altération. Depuis qu'elle est à l'hospice, c'est-à-dire depuis sept ans, elle a toujours présenté l'apparence d'une bonne santé ; elle était active et ne se plaignait jamais. A son entrée à l'infirmerie, elle n'accuse qu'une douleur vague dans l'abdomen avec un peu de dévoiement, sans fièvre. Quelques jours après, elle se laisse tomber de son lit sur le parquet. Depuis cet accident et dès le soir même, elle présente une teinte ictérique assez prononcée et tombe dans un affaiblissement profond. Son ventre est souple, sensible partout, surtout dans l'hypocondre droit, où l'ont sent une tumeur profonde dont il est impossible de préciser la forme et le siége.

La prostration devient extrême ; les extrémités s'infiltrent ; — évacuations involontaires ; — mort trois jours après la chute.

Autopsie. — La vésicule biliaire est très-volumineuse, dure, un peu bosselée ; incisée, elle fait voir dans son intérieur *plusieurs* masses encéphaloïdes grisâtres, avec une vingtaine de calculs gros comme des pois, des noisettes : l'un atteint les dimentions d'une noix. Ils sont noirs, lisses, taillés à pic, tachetés de jaune ; ils s'écrasent assez facilement. Plusieurs ressemblent à des grains de café. De la face interne de la vésicule s'élève un champignon encéphaloïde, assez mou, grisâtre, adhérent, du volume d'un œuf de pigeon.

Les parois de la poche formée par la vésicule sont notablement épaissies. Il n'existe plus d'orifice cystique dans la vésicule : le canal cystique est converti en un petit cordon celluleux et de deux ou trois lignes de diamètre ; les canaux hépatiques et cholédoque ne forment qu'un conduit uniforme, très-dilaté et produisant un coude du côté de la vésicule, par suite du retrait du canal cystique.

Le foie est parfaitement sain.

II. *Variété squirrheuse.*

Dans la variété squirrheuse, l'altération se limite aux parois de la vésicule, sans faire de saillie considérable à la surface de la muqueuse. Les tissus sont presque toujours envahis dans toute leur épaisseur qui peut devenir considérable ; ils sont fortement indurés, fréquemment retractés; la vésicule est parfois enchâssée dans une masse dégénérée, elle est souvent pour ainsi dire rattatinée, comme par exemple dans un fait rapporté par Markham (obs. XVII) où cette poche contractée sur elle-même formait une cavité rétrécie, remplie de calculs. Le tissu dégénéré est ordinairement blanchâtre, très-dur, criant sous le scapel, présentant partout la même consistance, sans suc appréciable, sans trace de ramollissement, sans apparence de vaisseaux. Dans un cas observé par M. Durand-Fardel, il y avait un épaississement considérable des parois de la vésicule dont le tissu, blanc par place, était très-dur et criait sous le scalpel; en d'autres points, le tissu était jaunâtre. Nulle part on n'exprimait de suc blanc par la pression ; la face interne de la poche était jaune grisâtre, inégale, un peu rugueuse. Voici cette observation qui peut être considérée comme un exemple typique de squirrhe de la vésicule biliaire.

Obs. IV. — *Tumeur dans l'hypochondre droit. — Douleurs dans le ventre se montrant par accès. — Vésicule biliaire squirrheuse, renfermant de nombreux calculs, adhérente au gros intestin. — Masse squirrheuse tapissant la paroi abdominale postérieure, semblant une dépendance de la vésicule dégénérée.* (Durand-Fardel, *Arch. gén. de médecine*, 1840, T. X.)

La nommée Hocquet, âgée de 76 ans, entre le 13 août 1840 à l'infirmerie de la Salpêtrière. Elle rapporte qu'il y trois mois, elle ressentit, pour la première fois, une douleur légère dans le côté droit de l'abdomen, et s'aperçut de la présence d'une petite tumeur dans cette région : celle-ci n'offrait de la sensibilité que dans certains mouvements, ou par suite d'une pression un peu trop forte. Il y a seulement quinze jours que des douleurs très-vives ont commencé à se montrer dans l'abdomen, surtout dans le côté droit, douleurs qui s'irradient de là vers l'ombilic et l'hypogastre. Cette femme assure avoir toujours eu jusqu'à ces temps derniers une très-bonne santé : elle n'a jamais été affectée d'ictère.

Aujourd'hui elle est dans un état de maigreur considérable ; la peau est d'une teinte jaunâtre, mais terreuse plutôt qu'ictérique ; sa physionomie exprime l'inquiétude et la souffrance. Le ventre est peu volumineux : on sent, à deux travers de doigt au-dessous des fausses côtes droites, une tumeur très-dure, légèrement bosselée, ne se laissant pas déprimer en totalité, ni mouvoir en partie, oblongue et dirigée transversalement ; elle a à peu près le volume d'un œuf de poule. Parfaitement limitée à son bord inférieur, où l'on sent comme un rebord saillant, d'une grande dureté, elle semble en haut se continuer avec le foie : ce dernier organe ne paraît pas augmenté de volume. Cette tumeur est le siége de douleurs continues, obtuses, profondes, non lancinantes, qui de temps en temps prennent le caractère de coliques excessivement aiguës et s'étendent par tout l'abdomen, en s'accompagnant de borborygmes. Ces accès sont ordinairement de courte durée, et ne laissent après eux qu'une sensation de pesanteur très-supportable.

L'appétit est conservé; il n'y a jamais eu de nausées ni de vomissements; les évacuations sont régulières; il y a cependant un peu de tendance à la constipation. La langue est humide, saburrale, la peau sèche, le pouls naturel, un peu faible seulement.

Les jours qui suivent l'entrée de cette femme à l'infirmerie amènent une augmentation notable dans les douleurs de l'hypochondre droit : ce sont des élancements brusques et des picotements insupportables.

Le 27, la physionomie exprime l'anxiété. La respiration est fréquente et gênée, le pouls petit, les extrémités froides. Le ventre n'est nulle part sensible à la pression; cependant la malade se plaint de douleurs abdominales excessivement vives, survenant par élancements et occupant surtout la région ombilicale. Ces élancements qui sont survenus d'une façon instantanée cessent, puis se reproduisent quelques jours après de la même façon et avec une grande intensité; ils se dissipent une seconde fois, puis reviennent encore à plusieurs reprises. Cette femme meurt dans le marasme le 17 septembre.

Autopsie. — Le bord antérieur du foie se trouve

soulevé près de son extrémité droite par une tumeur arrondie, qui fait une saillie légère entre lui et le côlon, auquel elle adhère inférieurement. Cette tumeur grosse, comme deux fois un œuf de poule, est formée par la vésicule biliaire. Celle-ci, légèrement bosselée mais lisse à l'extérieur, est très-dure, et ne présente ni fluctuation, ni mobilité. Si on l'incise, on en voit sortir à peu près une cuillerée d'une matière épaisse, d'un jaune grisâtre, onctueuse au toucher, et une vingtaine de calculs, les plus gros du volume d'une noisette, les plus petits comme des noyaux de cerise. Ils sont d'un jaune foncé à l'extérieur. Si on les coupe on voit au centre un peu d'une matière noire, sèche, grenue, et à l'entour une matière jaunâtre, facile à écraser, disposée par couches concentriques. Les parois de la vésicule sont très-épaisses, formées d'un tissu évidemment squirrheux, blanc par places, très-dur, et criant sous le scalpel, dans d'autres points jaunâtre et un peu moins dur. Nulle part, on n'exprime de suc blanc par la pression ; seulement, on voit alors sortir un peu de sang d'un petit nombre de vaisseaux très-déliés qui le pénètrent. Ces parois sont d'une épaisseur inégale, variant de un à trois centimètres. La face interne de cette poche est d'un jaune grisâtre, inégale, un peu rugueuse.

Les canaux hépatique et cholédoque ont leur diamètre et leur texture normale. Le canal cystique seul ne contient pas de bile et suit un assez long trajet dans l'épaisseur de la masse cancéreuse : il ne communique pas avec la cavité de la vésicule.

Celle-ci adhère inférieurement avec le quart droit du côlon transverse; cette adhérence est intime; les parois de l'intestin devenues squirrheuses font corps avec celles de la vésicule. Le côlon ascendant et le rein sont en outre séparés de la paroi abdominale postérieure par une masse squirrheuse, très-dure, épaisse de plusieurs centimètres, couchée sur le côté des vertèbres, et se continuant en haut avec la vésicule dont elle semble être un prolongement.

Le foie est d'un petit volume, tout à fait sain, si ce n'est au niveau de la vésicule, où son bord très-aminci qui la recouvre et lui adhère très-intimement participe dans une grande étendue à la dégénérescence squirrheuse. La face inférieure du diaphragme, l'épiploon et le mésentère sont parsemés d'un nombre infini de petites productions squirrheuses, légèrement convexes et irrégulièrement arrondies. — Muqueuse de l'intestin saine. — Pneumonie avec suppuration de tout le lobe inférieur du poumon gauche.

III. *Variété colloïde.*

Le cancer colloïde sans être fréquent dans les voies biliaires, s'y rencontre cependant assez souvent : sur dix-huit observations, nous l'avons noté quatre fois. C'est là, ainsi que le font remarquer MM. Barth et Besnier, une nouvelle analogie établie entre le cancer des voies biliaires et celui de l'intestin (1).

La matière colloïde se présente en général sous l'aspect d'une masse mollasse, jaunâtre, presque transparente : elle rappelle l'aspect de la gelée de pomme. Dans un cas (obs. VI) la vésicule était remplie de cette matière muqueuse, filante, jaunâtre : après avoir enlevé cette dernière, on voyait une sorte de végétation en plaque très-adhérente à la face interne de la vésicule. Sur la membrane muqueuse des canaux hépatique et cholédoque

(1) Loc. cit., p. 337.

siégeaient de petits nodules jaunâtres, demi-transparents, très-intimement unis à la membrane interne du conduit. — La substance colloïde n'a qu'une faible consistance; elle se déchire facilement par la traction la plus légère. Quelquefois elle se présente sous forme de petites saillies élargies, aplaties formant à peine un léger relief à la surface de la muqueuse : c'est ce qui existait dans un fait observé par M. Charcot et par M. Cornil (1). Le plus souvent cependant la dégénérescence colloïde se développe, peut atteindre des dimensions considérables et remplir plus ou moins la vésicule. M. Cruveilhier a noté un fait de ce genre chez une femme de 73 ans : la vésicule entièrement unie au côlon et communiquant avec lui par une large perte de substance, était totalement remplie de matière colloïde parcourue par de nombreux vaisseaux (2). L'observation suivante nous montre également une vésicule biliaire pleine d'une matière gélatiniforme de nature colloïde.

Obs. V. — *Vomissements et diarrhée; — ictère; — tumeur dans l'hypochondre droit; — vésicule biliaire pleine de matière colloïde, s'ouvrant par une large ulcération dans le côlon transverse; — le foie est sain.* (Durand-Fardel, *Arch. gén. de médecine*, 1840, t. X.)

V......, âgée de 72 ans, est entrée à la Salpêtrière le 15 juillet 1837. Depuis neuf mois qu'elle est

(1) V. Cornil, *Du cancer*, Mém. de l'Académie de médecine, t. XXVII, p. 349

(2) Cruveilhier. *Anatomie pathologique*, t. II, p. 544.

à l'hospice, elle est triste, se plaint souvent de douleurs dans le ventre, surtout du côté droit et a quelquefois des vomissements et de la diarrhée. Elle vient à l'infirmerie le 14 avril 1838 : elle est atteinte d'ictère : tout le corps et les conjonctives sont d'une teinte jaune assez prononcée. Elle éprouve des douleurs vives dans l'hypochondre droit. Cette région est le siége d'une tuméfaction générale et est très-sensible au toucher; par la palpation on ne distingue pas de tumeur. La douleur se généralise et s'étend à tout l'abdomen qui se ballonne. Il survient un dévoiement considérable : on sent au-dessous du rebord des côtes droites une tumeur qui paraît appartenir au foie et qui semble être une bosselure carcinomateuse de cet organe. Le dévoiement fait des progrès considérables : on soupçonne une adhérence du côlon avec le foie cancéreux et une ulcération consécutive de l'intestin.

Peu à peu la malade s'affaiblit; elle tombe dans le marasme et succombe à la fin de mai, ayant conservé jusqu'à la fin l'intégrité de ses fonctions cérébrales et n'ayant jamais témoigné de vives souffrances.

Autopsie. — Teinte ictérique générale et très-prononcée. Grande maigreur. On trouve à la base du foie, une tumeur pyriforme, grosse comme le poing d'un enfant de douze ans, que l'on reconnait être la vésicule du fiel. Cette tumeur un peu inégale, offre un certain degré de résistance ; ses parois semblent se continuer en bas avec celles de la portion droite du côlon transverse, tant les adhérences qui les unissent sont intimes. Le gros intestin étant ouvert en place et le long de l'attache du mésentère, on voit au niveau de la vésicule, une ulcération large de près de trois pouces en tous sens, dont le fond communiquant avec la cavité de la vésicule est rempli de masses cancéreuses, comme végétantes, d'un rouge assez vif. La vésicule étant incisée, on voit qu'elle est remplie entièrement par une matière gélatiniforme assez dense qui n'est autre chose que la dégénérescence appelée cancer colloïde. Une partie de cette matière est légèrement jaunâtre, presque transparente ; une autre partie est d'un rouge prononcé. La cavité de la vésicule est totalement remplie par cette matière. Ses parois sont très-épaisses, résistantes et ulcérées au niveau de l'ulcère de l'intestin.

Dans l'épaisseur de ces parois et au niveau de leur adhérence au foie, on trouve une petite concrétion pierreuse. Le foie est sain ; il est peu volumineux, d'un brun rouge, à gros grains.

Le canal hépatique et ses divisions dans le foie sont très-dilatés. On trouve dans une de ces dernières un calcul jaune, gros comme une fève. — On ne distingue pas le canal cystique.

Le gros intestin présente dans toute son étendue les traces d'une inflammation subaiguë. — Aucun autre organe n'offre d'altérations notables.

IV. *Variété villeuse.*

Le cancer villeux est la forme la plus rare des cancers qui se développent dans les voies biliaires : aucune des observations que nous avons réunies n'en produit d'exemple. Nous empruntons à Frerichs sa description, afin de pouvoir donner une idée de cette variété de l'altération : « Le cancer villeux de la vésicule biliaire se rencontre surtout sur la paroi antérieure où il s'implante dans le tissu sous-muqueux, tantôt par un pédicule étroit, tantôt par leur base. Aux points où de jeunes productions de cette nature se développent, la muqueuse paraît comme recouverte d'un velours blanchâtre ; les plus anciennes prennent l'aspect de chou-fleur. Le canevas de ce tissu cancéreux est formé d'excroissances allongées, en parties arborescentes ou renflées en massue, constituées par du tissu conjonctif et contenant un grand nombre de larges vaisseaux. Ces excroissances sont recouvertes d'épithélium cylindrique, ou de cellules arrondies qui les réunissent par places en masses assez épaisses. On observe çà et là une transformation graisseuse des cellules et du stroma. La paroi de la vésicule sur laquelle s'est développé le cancer est épaissie, transformée en un tissu fibreux, aréolaire, qui est imbibé de suc cancéreux. La cavité de la vésicule contient un liquide crémeux, jaune ou rougeâtre, dans lequel on trouve en grande abondance des épithéliums et des gouttelettes graisseuses (1). »

Ajoutons pour terminer ce qui est relatif au cancer villeux que cette forme de l'altération a une marche absolument identique à celles des autres variétés de cancer des voies biliaires, variétés avec lesquelles, suivant Frerichs, elle peut, du reste coexister.

Jusqu' à présent, nous n'avons parlé que du cancer de la vésicule ; mais les autres parties des voies biliaires n'échappent pas à l'altération et il est fréquent de voir les conduits hépatique, cystique et cholédoque envahis consécutiv emen

(1) Frerichs, *loc. cit.*, p. 693.

à la dégénérescence de cette poche. Dans un cas (observ. X), les parois du canal cystique présentaient comme celles de la vésicule une épaisseur très-grande et une consistance dure et lardacée. Dans l'observation de M. Icery, la vésicule et son conduit étaient profondément altérés: le canal cystique présentait des parois très-épaissies ; la lumière de ce conduit était presque entièrement oblitérée au niveau du canal cholédoque. Ce dernier conduit, dans un exemple rapporté par MM. L. Corvisart et Broca, était oblitéré et réduit à un cordon fibreux et imperméable. Enfin, dans un fait que nous avons eu occasion d'observer et auquel nous avons déjà fait allusion, il y avait non-seulement altération de la vésicule et de son conduit, mais la totalité des voies biliaires participait à la dégénérescence. Après avoir disséqué le canal cystique, on arrivait dans les canaux hépatiques qui étaient très-dilatés et contenaient dans leur intérieur une matière filante, jaunâtre, et sous la muqueuse siégeaient de petits nodules grisâtres, demi-transparents : sur la face externe, on trouvait des nodules de même aspect. Sur des coupes du foie, on distinguait sur le trajet des voies biliaires, de ces petites masses adhérentes à la tunique externe des conduits. Le canal cholédoque présentait le même aspect et la même altération que les conduits hépatiques : dans son intérieur, on trouvait de petits nodus jaunâtres, saillants à la surface de la muqueuse et pouvant en certains points obturer la lumière du vaisseau. Mais cette observation est trop intéressante pour que nous nous bornions à en donner l'analyse ; la voici avec tous ses détails :

OBS. VI. — *Cancer colloïde des voies biliaires ayant débuté par la vésicule, produit une altération de même nature des ganglions pancréatiques, une rétention de la bile et des kystes biliaires avec inflammation catarrhale de ses conduits.*

Bl..., 66 ans, femme de ménage, est entrée le 18 octobre 1869, à l'hôpital Saint-Antoine dans le service de M. BESNIER. Elle a toujours joui d'une excellente santé jusqu'au mois de septembre dernier. Réglée pour la première fois à 13 ans, ellle l'a toujours été d'une façon régulière jusqu'à 50 ans. Elle a eu quatre enfants : aucun antécédent héréditaire important à noter.

Il y a deux mois, la malade quitta la province qu'elle avait toujours habitée pour venir à Paris. Le lendemain même de son arrivée dans cette ville, elle éprouva pour la première fois des douleurs dans le ventre et quelques jours après, elle s'aperçut qu'elle portait une tumeur dans l'hypocondre droit, tumeur douloureuse à la pression. Il y a un mois, survînt un ictère intense ; la malade perdit peu à peu l'appétit et s'affaiblit progressivement ; aujourd'hui elle est obligée de venir demander des soins à l'hôpital.

État au moment de l'entrée. — La malade est considérablement amaigrie et présente sur toute la surface du corps une teinte jaune très-intense. Elle accuse de l'inappétence, des hoquets, des renvois assez fréquents ; — elle n'a pas de vomissements et n'a eu que quelques nausées au début de la maladie. Elle a la bouche sèche, pâteuse ; elle va difficilement à la garde-robe, et elle a remarqué que ses selles sont décolorées, grisâtres. Les urines renferment une grande quantité de matière colorante de la bile, sensible à la vue, mais décelée d'une manière plus manifeste par l'acide nitrique. Bl... se plaint de douleurs dans l'hypochondre droit, douleurs fatigantes, non parce qu'elles sont vives, mais à cause de leur ténacité, de leur persistance. Elle éprouve continuellement dans cette partie un sentiment de tension et de pesanteur; elle a une sensation de plénitude dans le ventre. En examinant l'abdomen on le trouve déformé : la déformation porte surtout sur l'hypocondre droit. Là, on trouve une tumeur saillante, sans aspérités à sa surface et douloureuse à la pression. En percutant, sur le trajet d'une ligne verticale passant par le mamelon, on trouve de la matité dans une étendue de vingt-quatre centimètres à partir d'un point situé à un centimètre au-dessous du mamelon, jusqu'à un autre placé à deux centimètres au-dessous de l'ombilic. En bas, la matité ne s'étend pas à gauche jusqu'à la ligne blanche. Par la percussion, à droite, au niveau de l'ombilic, on limite une tumeur arrondie ou plutôt ovoïde. Cette tumeur est douloureuse à la pression; il semble qu'on y perçoive de la fluctuation; son point culminant se trouve au-dessous de l'ombilic, un peu en dehors de la ligne du mamelon. La percussion pratiquée sur la région splénique ne donne qu'une matité très-limitée.

La malade a de la fièvre; son pouls bat 84 fois par minute; sa température axillaire est de 38°, 2.

Traitement. — Tisane de chiendent, — eau de Vichy; — cataplasmes laudanisés sur le ventre; — une pilule d'extrait thébaïque de 2 centigr. pour la nuit.

Quelques jours après son entrée à l'hôpital, la malade meurt d'épuisement, sans avoir présenté aucun symptôme nerveux ou péritonéal.

Autopsie, 36 heures après la mort. — Rien de particulier du côté des *organes thoraciques;* légère quantité de liquide dans le ventre. On retire de la cavité péritonéale une masse volumineuse, comprenant le foie, le pancréas, le duodénum et une masse ganglionnaire énorme.

En examinant ces organes avec soin, on trouve le *foie* volumineux : son lobe gauche est peu développé, mais le droit présente des dimensions exagérées. A la surface convexe, rien de particulier, si ce n'est une coloration verdâtre généralisée, mais manifeste, surtout en certains points. Sur la surface convexe, on voit le hile du foie caché par une masse ganglionnaire considérable. La *vésicule biliaire*, fortement distendue, atteint le volume du poing d'un adulte et dépasse de beaucoup le bord antérieur du foie. Elle est rigide ; ses parois sont considérablement épaissies, d'un blanc jaunâtre. A sa surface, on remarque des nodosités de même couleur. En incisant ce réservoir, on constate qu'il est rempli d'un matière muqueuse, filante, jaunâtre, de couleur gelée de pomme *par places*, et, en certains points, d'apparence puriforme. Au milieu de cette matière nage un *calcul* ovoïde de couleur grisâtre, de la grosseur d'un œuf de pigeon. Après l'avoir enlevée, on voit une sorte de *végétation en plaque* très-adhérente à la face interne de la vésicule : cette végétation est située près de l'orifice du canal cystique, un peu à droite. Là, on trouve un tissu velouté, d'un blanc jaunâtre et offrant de petits nodules, ayant l'aspect de la gelée de pomme, disséminés au milieu du tissu jaune.

En disséquant le *canal cystique*, on arrive jusque dans les *canaux hépatiques*, qui sont dilatés, contiennent dans leur intérieur la même matière que celle trouvée dans la vésicule ; — sur la membrane muqueuse siégent de petits nodules grisâtres, demi-transparents et intimement unis à la membrane interne de ce conduit. A sa face externe, il existe de petits nodules semblables. En faisant une coupe du foie, on distingue sur le trajet des voies biliaires, de ces petites masses d'un gris jaune, demi-transparentes et siégeant sur la tunique externe de ces conduits. Ainsi donc, ces petits tubercules sont situés et à la face externe et à la face interne de ces canaux : l'éruption a lieu jusque dans leurs dernières ramifications. En même temps, on constate dans leurs extrémités des *dilatations kystiques*, en forme de petits foyers d'un vert jaunâtre, variant de volume.

Le *canal cholédoque* présente le même aspect et la même altération que les conduits hépatiques. Dans son intérieur, on trouve de petits nodus, jaunâtres, saillants à la surface de la muqueuse et pouvant obstruer en certains endroits la lumière du canal.

Examen histologique fait par M. Quinquaud. — 1° Dans les nodules, on voit des alvéoles les uns à moitié détruits, les autres intactes, dans l'intérieur desquels sont placées des cellules sphériques d'un volume variable, présentant des noyaux sans granulations, des noyaux libres, de nombreuses granulations graisseuses, des faisceaux de tissu conjonctif, des traînées de forme et de dimension variables, constituées par de petites vésicules graisseuses pressées les unes contre les autres et ressemblant parfois à de gros corps granuleux; en un mot, on y voit tous les éléments d'une transformation colloïde. Sur certains points, on constate encore de grandes cellules à un seul gros noyau. Un assez grand nombre de ces éléments sont colorés par la bile et nagent dans un liquide que contiennent les alvéoles.

La matière que l'on retire de la vésicule offre à peu près les mêmes éléments, bien que la métamorphose y soit plus avancée; tout se réduit ici à des vésicules graisseuses libres ou réunies en amas et d'une matière naissante. Par l'acide acétique, on détermine l'apparition de fibrilles de mucine, qui unit entre eux les quelques éléments qui restent, noyaux ou cellules en voie de métamorphose muqueuse.

Les petits *kystes biliaires* sont entourés d'une membrane de tissu connectif : ce n'est autre chose que celle du conduit biliaire. — La matière verdâtre qu'il renferme est constituée par un abondant pigment de la bile, par des granulations graisseuses, des éléments d'épithélium cylindrique, par de véritables leucocytes. à deux ou trois noyaux par l'acide acétique. — Les *cellules hépatiques* sont remplies de pigment, un peu graisseuses, mais on voit bien leur noyau ; elles sont assez transparentes : sur un assez grand nombre, le pigment est réuni au centre.

Le *pancréas* est sain. On ne trouve nulle part ailleurs d'éléments cancéreux (1).

Sans chercher à faire ressortir en ce moment toutes les particularités intéressantes de cette observation, nous ferons remarquer seulement que dans ce fait la *dégénérescence était exclusivement bornée aux voies biliaires, et qu'elle avait envahi la totalité des organes, vésicule et conduits.* Ce cas peut être considéré comme un exemple typique de cancer primitif des voies bilaires.

C'est par la vésicule, avons-nous dit, que débute ordinairement le cancer; mais on peut voir la dégénérescence se montrer d'abord primitivement dans les canaux hépatique et cholédoque: plusieurs observations relatées dans la science établissent péremptoirement ce fait. J. P. Franck, cité par MM. Barth et Besnier, a décrit un cas d'obstruction du canal cholédoque par des excrois-

1) Les pièces ont été présentées à la *Société anatomique*, en 1869.

sances fongueuses, qui, pour les auteurs que nous venons de nommer, n'étaient apparemment qu'un cancer villeux (1). W. Stokes a vu l'orifice du canal cholédoque dans le duodénum entouré par un fongus irrégulier (obs. XIV). Van der Byl rapporte l'observation d'un cancer médullaire du canal cholédoque; ce conduit était obstrué par une excroissance exubérante qui s'étendait dans une longueur de deux pouces à partir de l'orifice duodénal du canal.

Enfin, M. Durand-Fardel a observé un cas dans lequel l'orifice duodénal du canal cholédoque était fermé par un champignon cancéreux du volume d'une petite noix. Voici ces deux dernières observations :

Obs. VII. *Cancer médullaire du canal cholédoque; — dilatation des conduits biliaires; — destruction de la vésicule; — excroissance cancéreuse dans le pancréas; — ictère intense.* (Van der Byl; *Transactions of pathological Society*, t. IX.)

J. S..., ébéniste, âgé de 36 ans, avait toujours joui d'une bonne santé, lorsqu'il fut pris le 1er juin 1857 de vomissements et de diarrhée. Au bout de deux ou trois semaines, survint un ictère intense : il ne se souvenait pas avoir rendu de calculs. Le 17 juillet, il se plaignit d'une douleur lourde dans la région du foie, de perte d'appétit, de soif, de lassitude. Son pouls était fréquent, mais faible; les selles étaient décolorées; l'urine teinte par la bile. Le foie était beaucoup augmenté de volume et sensible à la pression. Des

(1) *Dictionn. encycl. des sciences médicales*, art. *Voies biliaires*, t. IX, p. 338.

purgatifs salins, et une solution d'acide nitro-muriatique, furent prescrits ; des onctions mercurielles furent faites sur la région hépatique. Ce traitement fut continué jusqu'au 31 juillet. A cette date, les symptômes généraux étaient à peu près les mêmes qu'au début, mais le foie avait diminué de volume et était beaucoup moins sensible. Un traitement mercuriel fut alors commencé.

4 *août*. L'ictère est toujours aussi intense ; selles décolorées ; urine chargée de bile. Le foie, indolent au toucher, a considérablement diminué de volume. Un vésicatoire fut appliqué et pansé avec une pommade mercurielle ; de petites doses de calomel furent données deux fois par jour.

13 *août*. Le malade se trouva mieux ; le foie était revenu à peu près à son volume normal, et sa sensibilité avait disparu. La vésicule était sentie par le toucher, et paraissait être environ de la grosseur d'une petite poire. L'ictère n'avait pas augmenté ; les selles étaient encore décolorées et l'urine verdâtre. Le malade se plaignait seulement de ne pas dormir la nuit.

25 *août*. La vésicule est plus proéminente.

1er *septembre*. Le malade entra à l'hôpital avec un ictère intense. Il se plaignait de douleurs et de sensibilité à la pression, dans la région hépatique. La matité à la percussion s'étendait presque jusqu'à l'ombilic, mais les limites n'étaient pas bien définies. Dans l'hypochondre droit, on sentait une résistance plus forte que dans le côté gauche, mais on ne trouvait pas d'irrégularités appréciables à la surface du foie. L'urine était d'un vert jaunâtre et les selles tout à fait décolorées, sans traces de bile. — Quinze jours après, on put limiter par la percussion une tumeur située dans la région iliaque droite et qui se continuait avec le foie ; en ce point, le malade éprouvait une vive douleur à la pression. — Le malade s'affaissa peu à peu et mourut le 21 octobre, six mois environ après le début de sa maladie.

Autopsie. — Corps émacié et coloré en jaune; pas d'œdème des membres inférieurs. Poumon droit fixé par de vieilles adhérences ; la cavité pleurale gauche contenait 5 onces de sérosité ; une demi-once de sérosité dans le péricarde.

Le *foie* pesait 60 onces; son bord supérieur correspondait au niveau de la quatrième côte ; le fond de la *vésicule* dépassait environ trois pouces le bord antérieur du foie, et s'approchait jusqu'à un pouce de distance de l'épine iliaque antérieure et supérieure. La vésicule mesurait 7 pouces et demi de longueur, et ses parois apparaissaient très-amincies par le fait de la distension. Le *canal cholédoque* était aussi très-distendu, et paraissait plus gros que le pouce d'un homme. En coupant le foie, une grande quantité de liquide ressemblant à de l'eau d'orge s'écoulait par les conduits biliaires divisés ; la coupe présentait une coloration sombre d'un vert olive avec le contour des lobules distincts ; tous les *conduits biliaires* étaient énormément dilatés. La vésicule était très-distendue et contenait quinze onces d'un liquide pâle, boueux, ressemblant à de l'eau d'orge, et qui par le repos laissa déposer un sédiment sombre, consistant en principes de bile épaissie. Ce liquide était alcalin. Examiné au microscope, il contenait de nombreuses cellules très-grosses, à deux ou à quatre noyaux avec des nucléoles, et en outre des masses d'épithélium pavimenteux, de la matière granuleuse, etc. — La face interne de la vésicule avait perdu son aspect régulier et présentait une surface plutôt raboteuse, rouge et granuleuse. — Le canal cystique était très-dilaté.

Le *canal cholédoque* était obstrué; cependant, un stylet pouvait passer au delà de l'obstacle et aller dans le duodénum. L'obstruction du conduit était produite par une excroissance exubérante de cancer médullaire à la surface interne du conduit, excroissance qui s'étendait de l'ouverture du conduit jusqu'à environ 2 pouces de hauteur. En coupant les nodules qui composaient cette excroissance, on en voyait sortir un suc glaireux, visqueux, qui, examiné au microscope, montrait un grand nombre de cellules composées, avec des noyaux, des nucléoles libres et des cellules fusiformes. Les grosses cellules étaient analogues à celles trouvées dans le liquide de la vésicule.

La tête du *pancréas* était envahie dans une excroissance de la grosseur d'une orange. A la coupe, on trouvait qu'elle offrait l'apparence médullaire, avec un suc abondant, épais, laiteux, qui, examiné au microscope, montrait un grand nombre de gros noyaux; il n'y avait pas de cellule mère. Cette tumeur pressait sur le canal cholédoque, mais n'avait pas perforé ses parois; elle paraissait s'être développée d'une façon indépendante sur la membrane interne de ce conduit.

Obs. VIII. — *Symptômes d'étranglement intestinal; — point d'ictère ; — adynamie sénile ; — cancer du canal cholédoque ; — dilatation des voies biliaires.* (Durand-Fardel ; *Archiv. gén. de médecine*, 1840.)

Gabrielle D..., ravaudeuse, est entrée à la Salpêtrière en 1818, à l'âge de 41 ans. Aujourd'hui elle est âgée de 81 ans : depuis vingt ans elle paraît souffrante, se plaint d'étouffement, quelquefois de douleurs abdominales. Elle présente habituellement une teinte jaunâtre de la peau, mais n'a jamais eu d'ictère proprement dit.

31 *janvier* 1838. Elle entre à l'infirmerie de la Salpêtrière pour des accidents très-graves, simulant un étranglement interne. Tension et tuméfaction assez

fortes du côté droit de l'abdomen, douleurs excessives survenues presque subitement, vomissements et constipation opiniâtre. Ces accidents se dissipent rapidement : pas d'ictère.

En mars, maigreur extraordinaire; peau désséchée présentant une teinte terreuse; jamais de sueurs; évacuations involontaires; circulation lente et faible; extrémités toujours froides; mort sans agonie.

Autopsie. — Rien dans le cerveau, ni dans la poitrine. Enorme dilatation des canaux biliaires, triplés de diamètre en tous sens, et s'étendant jusqu'aux ramifications du canal hépatique dans l'intérieur du foie. Vésicule remplie d'une grande quantité de bile jaune que l'on rencontrait aussi dans les conduits biliaires et dans laquelle nageaient quelques calculs jaunâtres et mollasses, fort petits et irréguliers.

Le canal cholédoque étant incisé de haut en bas, on vit son extrémité duodénale bouchée par un champignon cancéreux, du volume d'une petite noix. C'était une masse rougeâtre, assez molle à sa surface, semblant du squirrhe ramolli, car à sa base, il y avait quelques points blancs, fermes, criant sous le scalpel, évidemment squirrheux. Elle était adhérente à tout le pourtour de ce conduit, en occupant à peu près le quart inférieur, et penchant même dans la partie qui traverse obliquement le duodénum. A la partie supérieure de cette tumeur, se trouvait comme arrêté un petit calcul, semblable à ceux de la vésicule. Du côté de la cavité duodénale, il n'y avait rien de remarquable, si ce n'est une saillie, plus prononcée qu'à l'ordinaire, de l'espèce de tubercule placé à l'orifice du canal cholédoque. Le foie était sain, à part la dilatation des canaux hépatiques. Il n'y avait de cancer nulle part ailleurs.

Le cancer, une fois développé primitivement

sur les voies biliaires, peut ne pas se limiter à ces parties : le plus ordinairement même, il se propage vers les organes voisins et, ceux qui sont le plus fréquemment atteints sont le foie, le pancréas, l'estomac, le côlon et le duodénum. Souvent alors les voies biliaires se trouvent confondues au sein d'une masse considérable de tissus dégénérés au milieu desquels il est quelquefois fort difficile de se reconnaître, et dans quelques cas il est à peu près impossible, par le simple examen direct, de déterminer dans quel organe la dégénérescence a eu son point de départ. L'estomac et le pancréas sont de tous les organes que nous venons de nommer ceux qui sont le plus rarement affectés ; la dégénérescence consécutive du foie est un peu plus fréquente ; nous l'avons notée quatre fois sur dix-huit cas. Mais les organes le plus souvent envahis sont le côlon et le duodénum ; lorsque la dégénérescence atteint l'intestin, il arrive parfois qu'à la suite des adhérences qui se sont formées entre la vésicule et lui, il se produit des perforations fistuleuses qui font communiquer les voies biliaires avec le canal digestif : dans les faits relatés précédemment se trouvent plusieurs exemples de cette disposition anatomo-pathologique. Murchison a rapporté un exemple de communication de la vésicule biliaire cancéreuse avec le côlon transverse (1). M. Cruveilhier a mentionné un cas dans lequel la vésicule biliaire cancéreuse

(1) Murchison. *Transactions of the Pathological Society*, t. VIII.

adhérait à la première partie du duodénum également cancéreuse, et avec l'arc du côlon. Une perforation de 6 millimètres de diamètre établissait une large communication entre la vésicule et le duodénum. Un calcul de forme prismatique obturait complètement l'ouverture (1). Quelquefois la dégénérescence ne s'arrête pas à l'intestin, elle peut s'étendre à l'épliploon et même à la paroi abdominale postérieure ; M. Durand-Fardel a constaté une fois cette dernière complication (obs. IV). Voici le résumé d'une observation du même auteur, dans laquelle il existe un squirrhe de la vésicule qui s'est étendu au gros intestin, et concurremment une altération de même nature, indépendante de la précédente dans l'intestin grêle, l'estomac et la langue.

Obs. IX. — *Mort lente par adynamie; — quelques symptômes gastriques ; — squirrhe de la vésicule biliaire et du gros intestin ; — tumeur squirrheuse de l'intestin grêle; — petites tumeurs multiples dans l'épaisseur des parois de l'estomac ; — cancer de la langue.* (Durand-Fardel ; *Arch. gén. de médecine*, 1840.)

G..., 75 ans, entre le 29 mars 1839 à l'infirmerie de la Salpêtrière. Pas de frissons, pas de fièvre ; depuis quelques jours nausées, vomissements. Foie volumineux débordant les côtes en bas, s'étendant en avant à l'épigastre, sans inégalité à sa surface. Quelques jours avant la mort, on remarqua à l'épigastre, immédiatement en dedans des cartilages costaux, du côté droit, une petite tumeur dure, peu saillante, tout

(1) Cruveilhier. *Loc. cit.*, t. II, p. 543.

à fait insensible à la pression et semblant implantée sur le foie. Jamais d'ictère. Mort le 28 avril.

AUTOPSIE. — Le foie ne présente aucune altération. Petit kyste de la grosseur d'une noix à sa surface convexe; c'est ce petit kyste qui avait donné la sensation d'une tumeur perçue quelques jours avant la mort. — Les parois du côlon sont très-adhérentes à la vésicule; ces parois font corps avec celles de cette poche. Cette dernière présente trois poches secondaires, de la grosseur d'une noix, séparées les unes des autres par une espèce d'étranglement qui ne les empêche pas à l'intérieur de communiquer ensemble.

La vésicule est remplie d'une matière d'un jaune pâle, grumeuse, au milieu de laquelle se trouve une cinquantaine de calculs. Les parois de la vésicule sont très-épaisses, très-fermes, criant sous le scalpel.

Squirrhe des parois de l'intestin vers le milieu de l'iléum. Plaques squirrheuses arrondies dans l'épaisseur des parois de l'estomac. Noyaux durs au nombre de quatre ou cinq dans l'épaisseur de la langue.

Après avoir étudié la dégénérescence cancéreuse sous ses diverses formes, et avoir indiqué les points où elle siége de préférence dans les voies biliaires, il nous reste à examiner quelques particularités intéressantes, conséquences de l'altération.

A propos de chaque variété de cancer, nous avons décrit les changements de structure de la vésicule et des conduits biliaires; mais nous ne nous sommes occupé que d'une façon incomplète de leur contenu et des changements de forme et de dimension qu'ils peuvent subir.

Le contenu de la poche que forme la vésicule est variable de consistance et d'aspect. Tantôt c'est un liquide pâle, transparent, moins épais et moins filant que le sérum du sang (obs. X), tantôt c'est un mucus visqueux, floconneux, parfaitement blanc, souvent jaunâtre, quelquefois noirâtre (obs. II), au milieu duquel flottent des particules de matière cancéreuse ramollie (observ. VI). On note ordinairement dans ce liquide la présence d'une plus ou moins grande quantité de bile; quelquefois cette dernière semble faire totalement défaut (obs. X.) — La matière cancéreuse ramollie peut se trouver non seulement dans la vésicule, mais on l'observe quelquefois dans la totalité des voies biliaires, et dans un cas, M. Durand-Fardel a vu le canal cholédoque obstrué par de la matière cancéreuse, non adhérente à la membrane muqueuse. M. Fauvel a observé un exemple analogue; mais dans ce dernier fait, la matière cancéreuse était adhérente à la muqueuse, ce qui indique que cette dernière avait subi un commencement de dégénérescence (1).

Un point intéressant de l'histoire anatomo-pathologique de l'affection que nous étudions, c'est la présence de calculs dans l'intérieur des voies biliaires. Ces calculs peuvent se former dans les canaux biliaires, aussi bien que dans la vésicule; on en a vu dans les conduits hépatiques et dans le canal cholédoque (obs. XIV). « Il est à remarquer, dit Murchison, que dans la plupart des faits, la vésicule contient des calculs (2). » Sur onze cas, Frerichs a constaté neuf

(1) Barth et Besnier, *loc. cit.* p. 339.
(2) Murchisson, *Diseases of the Liver*, p. 510.

fois leur présence (1); nous-même, dans dix-sept observations que nous avons analysées avec soin, nous avons noté douze fois l'existence de ces concrétions. Le nombre de ces dernières varie beaucoup; quelquefois il ne s'en développe qu'une seule; le plus souvent elles sont multiples, et parfois tellement nombreuses qu'elles dépassent le chiffre de plusieurs centaines. L'observation suivante est un exemple remarquable du grand nombre de ces concrétions et de leur présence dans les canaux hépatique et cholédoque.

Obs. X. — *Douleurs dans l'hypochondre droit; — Tumeurs dans la même région; — Ictère léger; — Cancer de la vésicule; — Altération carcinomateuse du foie.* — (Prompt, *Bulletin de la Société anatomique*, 1866).

Thérèse R..., entre le 23 juillet 1866 à l'hôpital Saint-Antoine dans le service de M. Mesnet. Aucun renseignement n'a pu être recueilli sur les antécédents de cette malade. A son entrée à l'hôpital, elle présente une coloration jaune généralisée, qui ne ressemble pas à un ictère bien établi; d'ailleurs, les conjonctives ne sont pas jaunes. Le malade est très-cachectique, se plaint d'une constipation opiniâtre et de douleurs lancinantes dans l'hypochondre droit. En explorant cette région, on y trouve à la place qu'occupe la vésicule biliaire une tumeur globuleuse adhérente au foie, et dont le volume est comparable à celui du poing d'un adulte. — La malade meurt le 8 août d'épuisement.

Autopsie. — Le foie un peu hypertrophié contient dans diverses parties de son épaisseur des tractus

(1) Frerichs, *loc. cit.*, p. 693.

blanchâtres et indurés. A la face convexe, on voit plusieurs kystes contenant de la bile. Il y a dans les conduits hépatiques et cholédoque huit petits calculs, dont le volume égale à peu près le diamètre de ces conduits. Toutefois le cours de la bile n'a pas été absolument interrompu, car on trouve une certaine quantité de ce liquide dans la seconde portion du duodenum. Il y a un ganglion squirrheux dans l'épiploon gastro-hépatique, et deux ou trois tumeurs de même nature dans le grand epiploon.

La tumeur que l'on a observée pendant la vie est formée par la vésicule biliaire distendue. Après avoir incisé ce sac membraneux, on voit qu'il est rempli d'un mucus visqueux, floconneux, parfaitement blanc, dans lequel nagent des calculs en assez grand nombre. Parmi les derniers, il y en a quatre de forme tétraëdrique pesant environ un demi-gramme chacun, remarquables par leur blancheur et leur régularité. Tous les autres calculs sont très-petits ; leur forme est variable ; les uns sont tétraëdriques, les autres polyëdriques : quelques uns ressemblent à de petits sabliers. Leur volume moyen est comparable à celui d'une graine de lin ; ils offrent une belle coloration verte avec des stries jaunes très-rigoureusement accusées. Ils sont au nombre de 167.

Les parois du col de la vésicule et celles du canal cystique présentent une épaisseur très-grande, une consistance dure et lardacée ; en les divisant avec un scalpel, on entend un bruissement particulier : la coupe est d'un blanc bleuâtre. Le canal cystique est absolument oblitéré. L'examen histologique démontre que la nature cancereuse de l'altération est beaucoup plus avancée dans la vésicule.

La coloration des calculs est aussi variable que leur nombre ; tantôt brillants, plus souvent grisâtres, ou gris jaunâtres, ils peuvent présenter un aspect noirâtre, tacheté en jaune quelquefois. Rien de plus irrégulier que leur forme, ainsi que le prouve l'observation précédente; tantôt lisses, arrondis ou ovoïdes, ils sont d'autres fois anguleux, taillés à pic, avec des saillies et des dépressions sur leur contour. Leur volume varie depuis celui d'un pois jusqu'à celui d'une noix; entre ces deux intervalles, ils peuvent présenter toutes les grosseurs; quelquefois, lorsqu'ils sont nombreux, ils se présentent sous la forme et les dimensions de grains de café.

Nous ne parlerons pas de la structure de ces calculs, qui ne diffère en rien du reste de celle des autres concrétions qui se produisent dans les voies biliaires, et dont ils reconnaissent le même mode de formation : nous voulons parler du ralentissement du cours de la bile, ou de la stagnation de ce liquide dans son réservoir ou ses conduits excréteurs. On a prétendu néanmoins que dans les cas de cancer des voies biliaires, les calculs pouvaient préexister à la dégénérescence et devenir ainsi pour cette dernière une cause provocatrice. Sans nous arrêter à discuter la seconde partie de cette proposition qui ne nous semble guère admissible; nous dirons cependant que, bien qu'il soit plus rationnel de considérer la formation des calculs comme consécutive à la dégénérescence, il semble que les concrétions aient dans certains cas préexisté à l'altération. — Dans un fait relaté succinctement par Murchison, les choses semblent s'être passées de cette façon. Il s'agit d'un malade, dont les pièces sont conservées au musée de la

Société médicale de Boston. Après avoir présenté des symptômes d'étranglement intestinal, il rendit par le rectum, trois mois avant sa mort un calcul biliaire énorme mesurant 8 centimètres environ (3 3/4 inches) de longueur sur 7 centimètres de (3 inches) de circonférence, et les signes de cancer ne devinrent évident que deux mois plus tard (1).

C'est ce qui paraissait également s'être produit dans le fait que nous avons observé (obs VI) dans lequel un calcul gros comme un œuf de pigeon fut trouvé dans la vésicule. Dans ce cas, il existait, il est vrai, un obstacle complet au cours de la bile, mais le premier symptôme morbide apparu ne remontait pas au delà de deux mois et demi, et on peut difficilement admettre qu'un calcul relativement volumineux ait pu se former en un aussi petit espace de temps. Il est probable qu'ici un état cartarrhal des voies biliaires avait précédé le développement de l'altération cancéreuse : avec cette hypothèse, la formation du calcul si volumineux s'explique facilement. — Quoiqu'il en soit, nous ne pouvons mieux faire relativement à ce point que de reproduire l'opinion de MM. Barth et Besnier sur le même sujet : « Il est beaucoup plus vraisèmblable, disent ces auteurs, que la formation des concrétions dans les cas de ce genre est ordinairement secondaire, et il vaut mieux déclarer qu'en dehors du ralentissement de la circulation biliaire, ou de quelque altération supposée de la bile, on ne saurait proposer

(1) Murchison, *loc. cit.*, p. 517.

aucune explication plausible de cette remarquable coïncidence (1). »

Indépendamment des changements survenus dans les voies biliaires par l'action directe de l'altération cancéreuse, il peut s'en produire d'autres d'une façon secondaire, et qui dépendent de l'obstruction plus ou moins complète des conduits biliaires ; nous voulons parler de la dilatation de ces mêmes conduits et de la vésicule. Cette particularité anatomo-pathologique ne dépend pas exclusivement de la dégénérescence cancéreuse ; elle se produit toutes les fois qu'un obstacle, quel qu'il soit, calculs, tumeurs, etc., s'oppose au libre cours de la bile et force ce liquide à s'accumuler dans son réservoir et ses conduits. Dans ces cas, la vésicule peut quelquefois atteindre un volume considérable. Dans un fait relaté par Van der Byl (*Obs.* VII), cette poche descendait jusqu'à deux centimètres de l'épine iliaque antérieure et supérieure : elle avait environ la grosseur du poing d'un adulte dans un autre cas (*Obs.* VI) ; souvent son volume égale celui d'un œuf de poule.

Comme la vésicule, les canaux hépatiques et cholédoque sont susceptibles de subir une énorme distension : dans un cas de M. Durand Fardel (*Obs.* VIII), les conduits hépatiques et leurs ramifications avaient triplé de diamètre. Une semblable dilatation a été également constatée par M. Charcot (*Obs.* XV), et par W. Stokes

(1) Barth et Besnier, *loc. cit.*, p. 405.

(*Obs*. XIV), ainsi que par MM. Corvisart et Broca, dont nous rapportons ici l'observation :

Obs. XI. — *Douleur et distension abdominale; — Tumeur dans l'hypochondre droit; — Ictère; mort par adynamie; — Cancer de la vésicule et des conduits biliaires.* (L. Corvisart et P. Broca; *Bull. de la Société Anat.*, 1847.)

Une femme de 58 ans entre à la Charité le 14 avril 1847. Comme renseignement, on apprend qu'un an auparavant, cette malade a éprouvé des douleurs dans le ventre, principalement dans l'hypochondre droit et à l'épigastre.

A son entrée à l'hôpital, elle présente une couleur jaune safran de la peau; ses conjonctives sont fortement colorées en jaune. Elle a la bouche amère, la langue saburrale; son appétit est aboli; elle se plaint d'une constipation opiniâtre; ses urines sont fortement colorées.

Elle a le ventre tendu, empâté, rénitent; — pas de fluctuation; matité considérable étendue du pubis à l'ombilic dans le décubitus dorsal. Au-dessus de l'ombilic à gauche, il y a à la percussion une sonorité tympanique; — à droite, la percussion est douloureuse. Par la palpation et la pression, on reconnaît que le foie est descendu de trois travers de doigt environ au-dessous du rebord des côtes. A la réunion de l'hypochondre droit avec l'épigastre, le bord antérieur du foie présente des inégalités dures, mais peu saillantes.

Autopsie. — Sérosité louche dans l'abdomen; — anses intestinales tapissées de fausses membranes. — La vésicule du fiel est d'un volume normal quant à son développement extérieur, mais ses parois sont dures et opaques et sont considérablement épaissies. Il en est de même de celles du canal cholédoque qui est oblitéré et réduit à un cordon fibreux, imperméable. On ne peut distinguer dans une très-grande étendue les canaux cystique et hépatique. La vésicule communique rapidement avec un large canal à parois peu épaisses qui se divise en arrivant dans le foie et se ramifie dans son intérieur. Ces ramifications des conduits hépatiques sont tellement dilatées que les plus proches de la face inférieure du foie peuvent loger le pouce, et que dans la profondeur de la glande, il s'en trouve qui pourraient loger le petit doigt.

Dans l'intérieur de la vésicule se trouve un liquide pâle, moins épais et moins filant que le sérum du sang. On n'y trouve pas de concrétions biliaires, ni trace de bile.

Le tissu des parois de la vésicule est dur, criant sous le scalpel. Les ramifications du conduit hépatique paraissent saines. La substance du foie près de la vésicule est d'un gris jaunâtre, dense, résistante à la coupe. — Les poumons sont tuberculeux.

Souvent, à la suite de la dilatation des canaux biliaires, par suite de la rétention de la bile, on voit se former dans les extrémités des dernières ramifications des conduits hépatiques dans le foie, de petits foyers ampullaires, espèces de kystes de volume variable et susceptibles de s'enflammer et de suppurer. Quelquefois, si la distension des canalicules devient exagérée, ceux-ci peuvent se rompre : alors, la bile s'épanche dans le tissu du foie et il se produit une hépatite interstitielle qui se termine par un abcès. Ces foyers ampullaires et ces abcès biliaires ont été étudiés par Monneret(1),

(1) Monneret, *Traité de path. int.*, 1864, t. I, p. 660.

Bamberger (1), Leyden (2), M. Charcot (3); récemment, le docteur Pentray en a fait une description soigneuse et détaillée (4), et M. Magnin leur a consacré quelques pages dans sa dissertation inaugurale (5). Comme cette altération ne se rattache qu'à titre de complication éloignée au sujet qui nous occupe, nous ne nous y arrêterons pas davantage. Cependant nous aurons peut-être plus tard besoin d'invoquer son existence pour expliquer certains phénomènes symptomatiqnes qui peuvent s'observer dans le cours de l'affection qui nous occupe.

Actuellement nous nous bornerons à rapporter une note qu'a bien voulu nous remettre notre collègue et ami M. Quinquaud, relative à une des observations précédentes (*Obs.* VI), dans laquelle cette dilatation des extrémités terminales des conduits hépatiques était manifeste.

« En disséquant avec soin les conduits biliaires, on aperçoit qu'ils sont dilatés vers leurs terminaisons : ils contiennent de l'épithélium cylindrique avec de la bile, quelques cristaux de bifulvine, des granulations jaunâtres, de la graisse.

(1) Bamberger, *Handbuch der Pathologie und Therapie von Wirchow*, t. VI, p. 626.

(2) *Beiträge zur Pathologie der Icterus.* Berlin, 1861, p. 123.

(3) *Leçons cliniques faites à la Salpêtrière* en 1869, et *Bulletins de la Société de Biologie.*

(4) *Considérations sur certains abcès du foie, consécutifs à l'angio-cholite intra-hépatique.* Thèse, Paris, 1869.

(5) J. Magnin, *De quelques accidents de la lithiase biliaire.* Thèse, Paris, 1869.

Plus loin, vers la périphérie du foie surtout, et en déchirant le tissu hépatique, qui a macéré pendant plusieurs jours, on découvre des cavités dont le volume varie depuis celui d'une tête d'épingle jusqu'à celui d'une noix ; on peut les isoler du parenchyme, malgré la fragilité de la paroi, qui est tantôt colorée en jaune pour les petits foyers, tantôt pour les plus volumineux est d'une couleur blanchâtre ; cela tient, ainsi que nous le verrons, à ce que les éléments de la bile tendent à disparaître à mesure que le kyste se développe.

On peut retrouver que ces petites masses sont pédiculées et sont suspendues comme le raisin à la grappe. Le pédicule est souvent impossible à trouver ; il est fin, délié, formé de tissu connectif, et à son centre on ne trouve pas trace de canalisation ; il nous a été possible sur plusieurs petits kystes du volume d'une tête d'épingle, de voir nettement la continuation avec un canalicule biliaire.

La membrane d'enveloppe est de peu d'épaisseur : elle se brise avec la plus grande facilité pour laisser échapper le contenu. Sa face externe est plus ou moins intimement unie à la trame hépatique, bien qu'on puisse cependant l'en détacher : à sa face interne on ne trouve pas de glandule.

Elle est formée par un tissu conjonctif jeune ; sur une coupe fine et avec un fort grossissement, on voit des cellules petites, accolées par leurs bords et donnant l'aspect fibrillaire ; elles contiennent un noyau allongé ; l'acide acétique pâlit le corps de la cellule, et on n'aperçoit plus que le noyau rhomboëdrique effilé.

La matière que ces kystes renferme est variable de composition :

1° Dans ces petits kystes égalant en volume une tête d'épingle, on peut retrouver quelques éléments cylindriques à peu près normaux ; mais on y découvre de vrais leucocytes à un ou plusieurs nucléoles ; ces éléments sont colorés par la bile.

2° Dans les autres kystes, le pigment biliaire est en moindre quantité : les leucocytes sont nombreux, et dans certains d'entre eux on peut voir le pus blanchâtre. L'épithélium cylindrique est formé de petits rectangles à contenu fragmenté peu réfringent : d'autres fois il a complètement disparu ; de plus, il y a des corps granuleux, des éléments cellulaires, qui rappellent l'épithélium pavimenteux.

D'après cette étude, il nous semble donc que ce sont des kystes biliaires purulents : la paroi des canalicules ayant cédé, à la manière de la paroi des artères dans les anévrysmes, et ayant acquis des propriétés nouvelles. Nous pouvons suivre, en effet, les changements successifs du contenu. »

Pour terminer ce qui est relatif à l'histoire de l'anatomie pathologique de l'affection qui nous occupe, nous ajouterons que lorsque les kystes et les abcès biliaires auxquels nous venons de faire allusion se produisent, on note dans la forme extérieure du foie, dans sa consistance et surtout dans sa coloration, des changements remarquables. Le volume de l'organe est alors plus ou moins augmenté; sa substance est moins ferme; à la coupe, elle présente une teinte olivâtre, appréciable surtout à la surface, où l'on voit des plaques verdâtres disséminées sur toute l'étendue du foie. Ces dernières altérations se trouvent longuement décrites dans la thèse de M. Magnin, et surtout dans celle de M. Pentray : nous ne nous y arrêterons pas davantage.

Chap. III. — Étiologie.

La genèse du cancer des voies biliaires est enveloppée d'une grande obscurité, comme celle du carcinome en général. Nous ne connaissons sur ce point que l'influence de quelques circonstances extérieures qui coïncident avec le développement de l'altération, circonstances relatives à l'âge, au sexe, etc., et que l'on peut, dans une certaine mesure, considérer comme des causes prédisposantes.

Age. — Relativement à l'âge, il résulte de l'examen des observations relatées dans ce travail que c'est presque toujours chez des vieillards que l'on rencontre le cancer des voies biliaires. Dans six cas, M. Durand-Fardel a trouvé que les malades avaient de 71 à 81 ans; Frerichs a vu cette maladie chez un homme de 81 ans ; sur six faits que nous avons relevés dans les Bulletins de la Société anatomique, un seul ne fait pas mention de l'âge du sujet; dans les cinq autres, l'âge des malades variait entre 57 et 81 ans. Le malade de W. Stokes avait 68 ans (obs. XIV); celui de Murchison 56 ans (obs. XII); la femme dont parle M. Cruveilhier, était âgé de 76 ans, et celle que nous avons observée de 65. Dans l'un des cas qui nous ont été communiqués par M. Charcot, la malade avait 68 ans, et dans l'autre 72. On le voit, le cancer des voies biliaires est une maladie de l'âge avancé : sur 21 observations nous ne trouvons que deux exceptions à cette règle : Van der Byl et Murchison ont en effet rencontré cette altération, l'un chez un homme de 36 ans (obs. VII); l'autre chez un femme de 28 ans (obs. XVII).

Sexe. — L'influence du sexe ne paraît pas moins évidente que celle de l'âge : sur 20 cas, trois fois seulement le cancer des voies biliaires s'est rencontré chez l'homme (Frerichs, Murchison, W. Stokes). Nous nous bornons à signaler cette circonstance sans y insister : le nombre des observations est trop restreint pour que l'on puisse en tirer des lois d'une rigueur absolue.

Nous devons ajouter que cette prédominance de l'affection chez la femme se remarque aussi pour le cancer du foie, ainsi que l'ont noté Frerichs (1) et Van der Byl (2).

Hérédité. — L'hérédité qui joue un si grand rôle dans l'étiologie du cancer en général, ne semble pas avoir une influence bien marquée sur le développement de la dégénérescence cancéreuse des voies biliaires. Il est vrai de dire, cependant, que dans la plupart des observations, les renseignements pris à cet égard manquent de

(1) Frerichs, *loc. cit.*, p. 554.

(2) Van der Byl, *Transactions of the Pathological Society*, t. IX.

précision, ou sont beaucoup trop incomplets. Sur dix-sept observations, que nous avons analysées avec soin, une seule fois nous avons trouvé que l'hérédité avait joué un rôle étiologique appréciable. Voici cette observation intéressante :

Obs. XII. — *Ulcération cancéreuse de la vésicule biliaire ; — communication de cette cavité avec le côlon transverse ; — cancer consécutif du foie.* (Murchison, *Transactions of Pathological Society*, t. VIII, p. 543.)

S. P..., peintre, âgé de 56 ans, entra à l'hôpital le 14 août 1856. Il fut établi, à son entrée, que dans sa jeunesse il avait eu un ictère qui avait été précédé de fortes crampes d'estomac. Quatorze ans auparavant, il avait été atteint d'une fièvre rhumatismale, accompagnée de palpitations et des autres symptômes des affections cardiaques. Son père avait vécu jusqu'à la plus extrême vieillesse ; sa mère était morte à 85 ans d'un cancer de l'utérus. Il était le dernier enfant de sa mère, et il était né lorsqu'elle avait déjà 50 ans.

Trois mois auparavant, il avait commencé à souffrir pour la première fois d'une douleur dans la région du foie, mais il continua à travailler régulièrement jusqu'au mois de juillet. Vers cette époque, il fut pris d'une vive douleur dans le ventre, avec vomissement et diarrhée. Il continua ses occupations, quoique d'une façon irrégulière, pendant une quinzaine de jours encore ; mais le 1er août, il fut obligé de se mettre au lit ; le 6 août, il devint jaune. Voici son état au moment de son entrée à l'hôpital. — Le malade est très-amaigri ; ses conjonctives présentent une coloration d'un jaune sombre ; sa contenance indique l'anxiété et exprime une douleur profonde. La langue est jaunâtre, saburrale ; les vomissements persistent : tout ce qu'il avale est immédiatement rejeté, et cela quelquefois évidemment avant que la nourriture soit arrivée à l'estomac. Le ventre est souple. Depuis deux ou trois jours, sa femme constate qu'il passe par ses selles une certaine quantité de matière noire comme du sang. Il se plaint d'une douleur vive dans la région hépatique, douleur venant par intervalle et présentant un caractère aigu, lancinant. La matité hépatique sur la ligne du mamelon s'étend de 9 centimètres environ au delà du rebord des côtes, et on peut sentir une tumeur dans la région de la vésicule, tumeur immobile, ayant 6 ou 7 centimètres de diamètre, et étant évidemment en rapport intime avec le foie : elle est très-douloureuse à la pression. Le malade ne dort pas à cause de la douleur ; — son pouls bat cent fois par minute. On entend un souffle diastolique sous la partie moyenne du sternum. — Le malade s'affaiblit graduellement et mourut le 19 août. Avant sa mort, ses selles avaient repris leur coloration et leur consistance naturelles.

Autopsie. — Il y a quelques plaques opaques à la surface du cœur et plusieurs petites végétations sur les valvules mitrales et artiques. Les poumons sont sains.

Il n'y a pas d'épanchement dans la cavité péritonéale, et la rate et les reins sont normaux. On voit, disséminées dans l'épaisseur de la substance du foie et à sa surface, un grand nombre de petites masses blanches de dépôt morbide : ces masses ont un volume qui varie depuis celui d'un pois jusqu'à celui d'une petite orange. Celles que l'on observe à la surface du foie sont ombiliquées à leur centre, et par la pression, on en fait sortir un liquide blanc laiteux renfermant un grand nombre de cellules cancéreuses et de noyaux libres. Ces cellules sont de volume variable, et quant à leur forme, elles sont arrondies, elliptiques, fusiformes, en forme de poire, etc ; tous leurs noyaux sont gros et bien limités.

Le côlon transverse est très-adhérent au bord antérieur du foie, dans un point correspondant à la situation de la vésicule ; en incisant cet intestin, on trouve qu'il communique par une ouverture de la largeur d'un sou avec une cavité creusée dans la substance du foie, et mesurant 5 centimètres 3[4 environ d'avant en arrière, avec une largeur de trois centimètres. Les bords de la cavité présentent un aspect irrégulier, déchiqueté, résultat de l'altération du tissu hépatique devenu cancéreux : son intérieur est rempli d'un liquide pultacé brun noirâtre contenant un morceau de pelure de pomme de terre et d'autres débris de nourriture. Cette cavité est exactement située au point qu'occupe la vésicule : on ne peut distinguer aucune trace des parois de cette dernière. Le canal et l'artère cystiques sont oblitérés : ce qui en reste est comprimé par une masse de dépôt cancéreux de la grosseur d'une châtaigne, qui comprime aussi, mais sans l'oblitérer, le canal cholédoque. Les bords de l'ouverture de la cavité dans le côlon transverse et toute la circonférence de la portion correspondante de l'intestin sont épaissis par un dépôt qui rétrécit le calibre de l'intestin, de façon à produire un étranglement, pouvant à peine admettre l'extrémité du doigt. Au-dessus de cet étranglement, l'intestin est très-dilaté et présente à la surface de la muqueuse plusieurs ulcérations circulaires superficielles : la plus large atteint environ les dimensions d'un sou. L'intestin au-dessous de l'étranglement est contracté. Il n'y a pas d'altération des autres portions de l'intestin, ni de l'estomac ; mais le pylore est comprimé par les dépôts cancéreux qui se trouvent dans le foie.

Dans ce fait, le rôle de l'hérédité n'est pas douteux, car on ne peut mettre sur le compte d'une simple coïncidence le développement d'une altération de même nature, comme le cancer, chez la mère et chez le fils. Nous n'insisterons pas sur les autres particularités intéressantes de l'observation qui précède : elles ressortent suffisamment de la simple lecture qu'on en peut faire.

Causes diverses. — Il est impossible d'indiquer d'une façon absolue les influences particulières qui semblent provoquer le développement de la maladie. Quelquefois on en a fait remonter le début à une contusion; on a aussi invoqué, comme causes occasionnelles, l'usage des boissons alcooliques et l'influence du climat : ces deux dernières circonstances qui ont peut-être leur raison d'être lorsqu'il s'agit du cancer du foie, ne nous paraissent pas pouvoir exercer une grande action lorsqu'il est question du cancer des voies biliaires.

On a rencontré cette altération chez des personnes présentant toutes les variétés possibles de constitution. Il est vrai de dire d'une manière générale que, le plus souvent, c'est chez des individus pauvres, ayant vécu longtemps dans la misère, que l'on observe une telle dégénérescence : toutefois, l'incertitude la plus grande règne encore sur les conditions hygiéniques qui peuvent agir sur le développement du cancer des voies biliaires.

Chap. IV. — Symptomatologie.

La forme symptomatique que revêt le cancer primitif des voies biliaires est très-variable :

dans la plupart des cas, les symptômes qui appartiennent à cette affection manquent de la précision et de la netteté nécessaires pour qu'il soit possible d'en reconnaître d'une manière certaine l'existence. Le plus souvent, en effet, et principalement au début, ces symptômes sont vagues, indéterminés, latents, pour ainsi dire, et plus tard, lorsqu'ils se sont développés, ils présentent un tel caractère de généralité et sont parfois accompagnés de phénomènes si insolites qu'ils peuvent mettre en défaut l'expérience la plus consommée.

Ordinairement, ce sont des troubles digestifs qui ouvrent la marche et marquent le début apparent de la maladie : les individus perdent d'abord l'appétit et éprouvent un malaise général inexplicable, qu'ils ne peuvent définir. Leurs digestions deviennent lentes et difficiles ; il survient des hoquets, des renvois, de la flatulence, de la constipation. Ces troubles digestifs s'accentuent chaque jour davantage ; le malaise augmente ; il se manifeste des nausées et des vomissements ; des signes de cachexie commencent à se montrer. Déjà depuis plus ou moins longtemps, les malades se plaignent d'une douleur au niveau de l'hypochondre droit. Cette douleur, qui s'était d'abord seulement traduite par une sensation de pesanteur et de malaise, augmente graduellement et s'accroît au point de devenir fatigante, très-pénible, quelquefois presque insupportable. La région du foie est tendue, saillante, sensible à la pression ; la palpation y fait découvrir la présence d'une tumeur plus ou moins volumineuse et mate à la percussion. En même temps que ces derniers symptômes, souvent consécutivement à eux, il survient un ictère généralisé, qui ordinairement tend à augmenter d'intensité de jour en jour. La maladie existe alors dans la plénitude de sa période d'état. A partir de ce moment, on voit les signes de cachexie s'accentuer davantage, et on peut observer quelquefois le développement de phénomènes singuliers, très-remarquables : nous voulons parler des accès de fièvre intermittente.

Tel est, en quelques mots, le tableau sommaire des signes les plus caractéristiques du cancer des voies biliaires. La plupart d'entre eux sont susceptibles des plus grandes variations, soit dans le degré de leur intensité, soit dans leur mode de production et de manifestation ; aussi, il nous semble nécessaire de les examiner séparément, et d'indiquer les particularités qui se rattachent à chacun d'eux.

1° *Douleur.* — La douleur est un des symptômes les plus constants du cancer des voies biliaires : sur dix-sept observations, ce symptôme se trouve mentionné quinze fois. Elle présente des caractères très-différents suivant les cas : tantôt les malades se plaignent simplement d'un sentiment de pesanteur dans l'hypocondre droit (obs. II), tantôt la douleur qu'ils ressentent est vive, lancinante et arrache des cris (obs. V). Le plus souvent cette douleur est sourde, profonde et les malades ont la sensation d'une constriction abdominale très-pénible : dans ce dernier cas, elle fatigue beaucoup à cause de sa persistance et de sa ténacité ; quelquefois cependant, bien qu'elle soit sourde ordinairement, la douleur peut présenter des exacerbations qui se montrent à des intervalles plus ou moins rapprochés, et pensent simuler tous les caractères d'une colique hépatique. C'est ce qui paraît avoir eu lieu dans deux cas précédemment relatés (obs. II et VIII); c'est ce qui a été observé également dans l'observation suivante dont voici le résumé sommaire :

Obs. XIII. — *Ictère ; — vomissements ; — coliques hépatiques ; — squirrhe des parois de la vésicule biliaire.* (Mahieux, *Bulletin de la Sociét. anat.* 1853, p. 180.)

Une femme âgée de 69 ans, arrive à la maison de Santé, le 25 mai, atteinte d'un ictère intense qui date de deux mois. Teinte ictérique générale ; démangeaisons à la peau ; urines verdâtres ; selles décolorées ; prostration ; vomissements.

Quelques jours après, accès de coliques hépatiques ; vomissements sanguinolents ; diarrhée ; selles sanguinolentes ; prostration plus considérable ; douleur vive au niveau de l'hypochondre droit ; délire et mort le 5 juin.

Autopsie. — On trouve des adhérences de la face convexe du foie avec le diaphragme. La vésicule biliaire renferme des calculs de la grosseur d'une petite noix, qui baignent dans le mucus ; les parois de la vésicule sont épaissies, indurées, blanchâtres, criant sous le scalpel, comme le tissu squirrheux.

Tout en regrettant de ne pouvoir rapporter plus longuement cette observation et de ne pas donner avec quelques détails la description des accès de coliques hépatiques, nous ferons observer cependant qu'ici le développement de ce dernier symptôme n'a rien qui doive surprendre : la présence des calculs trouvés dans la vésicule, et dont l'un a pu s'engager dans le canal cystique ou le canal cholédoque, suffit, en effet, pour en donner l'explication. C'est ce qui s'était produit dans les deux autres observations auxquelles nous avons fait allusion (obs. II et VIII) : dans la description du dernier de ces faits, il est dit que des douleurs excessives survinrent subitement, en s'accompagnant de vomissements, et que ces accidents se dissipèrent rapidement. A l'autopsie, on trouva un champignon cancéreux qui obstruait le canal cholédoque à son extrémité duodénale : à la partie supérieure de la tumeur se trouvait comme arrêté par elle, un pétit calcul; d'autres concrétions existaient dans la vésicule. — En présence de la fréquence relative de la production de calculs dans les voies biliaires, dans les cas de dégénérescence cancéreuse de ces parties, il peut sembler étonnant que dans cette affection l'on n'ait pas observé plus souvent les symptômes qui caractérisent la colique hépatique. Pour expliquer cette particularité nous ferons remarquer que, ainsi que nous l'avons dit précédemment, les calculs sont ordinairement consécutifs à l'altération de la vésicule et de ses conduits et qu'alors ceux-ci obstrués, souvent devenus tout à fait imperméables, ne peuvent admettre les calculs, cause de l'irritation dont la colique hépatique est la conséquence.

Revenons à la douleur : celle-ci est ordinairement limitée à l'hypochondre droit et à la région du foie; mais, presque toujours, elle est plus vive au-dessous du rebord des fausses côtes, au niveau de la vésicule. De ces points, elle peut s'irradier suivant différentes directions, vers l'ombilic, l'épigastre et les lombes; quelquefois même, toute la région abdominale est un peu sensible.

Lorsque la douleur est sourde, qu'elle ne présente pas d'exacerbations, elle est continue ; elle donne alors au malade la sensation d'un poids lourd pesant sur la région hépatique. Lorsqu'elle est caractérisée par des élancements, ceux-ci ne reviennent que d'une façon intermittente et sont séparés par des intervalles d'une durée variable. Dans ces cas, la douleur est à peine sensible spontanément, si le malade est immobile; mais le moindre mouvement suffit pour la provoquer : la percussion, la palpation et les divers moyens d'exploration du foie produisent le même résultat.

2° *Tumeur abdominale.* — A une époque plus ou moins avancée du cancer des voies biliaires, on voit une tumeur se développer dans l'hypochondre droit. C'est là un des signes les plus caractéristiques de l'affection ; mais il n'existe pas toujours, car sur dix-sept cas, nous ne le trouvons mentionné d'une façon précise que onze fois. En outre, lorsque cette tumeur se produit, elle est loin d'indiquer toujours l'existence d'une dégénérescence cancéreuse de la vésicule et de ses conduits, car on la rencontre toutes les fois qu'un obstacle prolongé au libre cours de la bile empêche ce liquide de s'écouler dans l'intestin et le force à s'accumuler dans son réservoir; d'autre fois, elle peut être le résultat d'un abcès ou d'un kyste de foie, etc.

Cette tumeur a des caractères bien définis relatifs à son siége, à sa forme, à ses dimensions. Elle est ordinairement située dans la région qu'occupe normalement la vésicule biliaire, mais elle est susceptible de s'étendre et de se développer. Au début, elle est formée par une saillie légère placée dans l'angle formé par les fausses côtes, et le rebord du muscle droit. Le plus souvent, elle reste limitée à cette région, mais quelquefois elle prend un plus grand développement et peut s'étendre dans différentes directions, dans l'hypochondre droit, à l'épigastre (obs. XVII), et dans la fosse iliaque (obs. II et VII).

En général, la tumeur se présente sous la forme d'une masse globuleuse arrondie, ou plutôt ovoïde ou pyriforme. Si elle est superficielle, et si la douleur n'est pas très-vive, on peut la circonscrire assez bien par la palpation et la percussion. Souvent elle est profondément située, et alors il devient difficile d'en apprécier la forme, les dimensions et les limites exactes. Tantôt cette tumeur est lisse et régulière, sans aspérités (obs. VI, VII et IX); tantôt sa surface est bosselée, inégale, avec des saillies et des dépressions (obs. IV, V, XI). Elle semble presque toujours se continuer avec le foie qui, ordinairement, paraît avoir augmenté de volume et dépassé ses limites normales.

Son volume est très-variable : elle peut avoir la grosseur du poing d'un adulte (obs. VI), d'un œuf de poule (obs. I), et atteindre les dimensions d'une tête de fœtus (obs. VII). Quant à sa consistance, elle est ordinairement dure et résistante; quelquefois, cependant, on a pu y percevoir une sensation de fluctuation (obs. VI); mais il est difficile, en général, d'apprécier nettement ce dernier symptôme : la situation profonde de la tumeur, ses rapports intimes avec le foie ne permettent d'avoir sur ce point que des probabilités.

Cette tumeur est quelquefois indolente (obs. I et IX); plus souvent, elle est douloureuse et sensible spontanément, mais surtout à la pression et à la palpation.

3° *Ictère.* — L'ictère n'est pas un phénomène nécessaire du cancer des voies biliaires, mais il en est une conséquence assez fréquente : sur dix-sept observations, nous trouvons la coloration ictérique franche mentionnée quatorze fois; dans trois autres cas, les malades présentaient plutôt une teinte terreuse cachectique. Dans la dégénérescence cancéreuse des voies biliaires, l'ictère reconnaît une cause analogue à celle qui détermine la production de ce symptôme dans les cas de lithiase biliaire, à savoir une oblitération des conduits vecteurs de la bile. Cette oblitération peut être le résultat d'une compression exercée sur la lumière de ces conduits par une tumeur cancéreuse développée sur les parois de la vésicule : le plus souvent elle est produite par un champignon cancéreux qui a pris naissance à la face interne du canal cholédoque ou des conduits hépatiques. — Nous avons vu précédemment qu'il est fréquent de trouver des calculs dans les cas de dégénérescence des voies biliaires, mais nous ne devons pas invoquer ici la présence des concrétions pour expliquer la production de l'ictère, car ainsi que nous l'avons démontré dans le chapitre précédent, les calculs, dans ces circonstances, reconnaissent la même cause que l'ictère, c'est-à-dire la rétention et la stagnation de la bile dans son réservoir et ses conduits.

Un des caractères principaux de l'ictère lié à l'altération qui nous occupe, c'est la marche toujours progressive de ce symptôme : il est très-rare de le voir se dissiper une fois qu'il s'est produit, et il persiste ordinairement jusqu'à la mort. Cependant il y a quelques exceptions à cette règle et l'observation suivante de W. Stokes en constitue une des plus remarquables.

Obs. XIV. — *Ictère ; — Accès de fièvre intermittente; Tumeurs fongueuses autour de l'orifice du canal cholédoque; — Dilatation des canaux biliaires dans le foie.* (William Stokes, *The Dublin Quaterly of medical science*, 1846, p. 505.)

Le sujet de cette observation est un homme qui disait lui-même avoir toujours joui d'une bonne santé et n'avoir jamais été malade jusqu'à l'âge de 68 ans; il avait des habitudes régulières, était sobre, actif; mais dans les derniers temps, il avait pris moins d'exercice qu'à l'ordinaire. Pendant toute la durée de sa maladie, il fut observé par le docteur Stokes. Voici en quoi consistait son affection : Etant au lit dans un état apparent de parfaite santé, il ressentit pendant la nuit une grande démangeaison à la peau, démangeaison qui diminua pendant le jour, mais reparut la nuit suivante. Le docteur Stokes fut alors appelé et voici l'état dans lequel il trouva le malade : La peau était fraîche, le pouls régulier, l'appétit bon ; pas de douleurs, mais une violente démangeaison à la peau pendant la nuit. Un sédiment coloré en rouge se déposait au fond des urines. Il resta une semaine sans présenter d'autres symptômes ; les selles étaient normales ; pas traces d'ictère. On pensa à une goutte irrégulière, conclusion fondée principalement sur l'absence de symptômes locaux. Une semaine après le début de ces accidents, le malade devint tout à coup ictérique (janvier). Il n'avait pas de fièvre et l'appétit resta intact pendant encore trois semaines. Alors survint une fièvre intermittente qui persista avec quelques intervalles de rémission, jusqu'au jour de la mort. La fièvre, évidemment, dépendait de la présence de la bile libre dans la circulation générale.

L'apparition de cette fièvre fut très-subite ; il n'y eut pas de phénomènes prémonitoires ; elle commença par de la lassitude et des frissons si violents, que le lit était ébranlé ; ces frissons duraient une heure et étaient suivis de chaleur ; il n'y avait pas de sueurs. Durant la fièvre, l'ictère augmentait. Les accès fébriles survenaient quelquefois tous les deux jours, d'autres fois tous les quatre jours ; les selles étaient décolorées. Sous l'influence du calomel et du quinquina, il se trouva mieux, et au mois d'avril, il parut bien ; les selles étaient colorées par la bile, l'urine était claire ; les symptômes fébriles avaient cessé. Il alla à la campagne pour passer l'été ; mais vers la fin de mai, il vint à Londres, et toutes les fois qu'il avait un accès, la cause immédiate de cet accès était quelque écart de régime. Ces accès devinrent de plus en plus fréquents ;

ils étaient provoqués par diverses circonstances, telles que la constipation, des écarts de régime, une légère exposition au froid ; mais en dernier lieu, ils survinrent sans aucune apparence de cause existante. Après son retour à Londres, de nouveaux symptômes se manifestèrent successivement. Son discours devint tout à fait inintelligible ; en un mot, il parlait en baragouinant ; il n'y avait pas de délire. Il avait des frissons, mais ceux-ci cessaient bientôt après qu'il était au lit, et alors il pouvait parler. Tous les deux jours, il avait de violents accès ; les selles étaient difficiles et décolorées.

Le malade était très-constipé et éprouvait une grande gêne au fondement. Les purgatifs ne procuraient aucun soulagement ; il y avait un ténesme continuel, et malgré les purgatifs, le malade ne pouvait rendre des matières qu'en petite quantité et avec les plus grands efforts. L'ictère et la fièvre augmentèrent d'intensité. Le second jour de cet état de constipation, le docteur Crampton introduisit un instrument dans le rectum et ramena par ce moyen quelques matières durcies. Cette opération fut suivie de sept ou huit selles copieuses, et le malade, à partir de ce moment, commença à aller mieux. L'amendement continua pendant plusieurs mois. Il devint gros et gras ; son sommeil était bon, et sa santé fut parfaite jusqu'au moment où il apprit la mort d'un de ses amis. Alors les symptômes de la maladie réapparurent. Tous les jours, ou quelquefois tous les deux jours, il avait un accès fébrile, mais sans transpiration. Cela dura un an. Avant chacun des accès, il avait un sentiment d'oppression dans la poitrine. Durant les intermittences, la langue était nette, l'abdomen dans un état normal et l'ictère disparaissait presque entièrement.

En dernier lieu, apparut un état d'irritation des organes urinaires : il y avait quelquefois une émission abondante d'urine, puis suppression et en même temps besoin d'uriner. Le traitement fut varié. En dernier lieu, l'usage des pilules bleues et du sulfate de quinine procura du soulagement. Durant les huit derniers jours de la vie, la fièvre continua sans intermission, et le malade mourut dans le coma.

Autopsie. — Le foie n'était nullement augmenté de volume, mais il y avait un état morbide de la membrane muqueuse du duodénum autour de l'orifice du canal cholédoque. Le calibre de ce canal était élargi; il en était ainsi des canaux biliaires dans tout l'intérieur du foie. Il y avait à la surface de cet organe des saillies formées par de vrais anévrysmes ou dilatations des canaux hépatiques. L'orifice du canal cholédoque dans le duodénum était entouré par un fongus irrégulier, ressemblant à une cicatrice ancienne. La vésicule biliaire était distendue par la bile; ses parois étaient plus épaisses qu'à l'état normal. Le canal cholédoque était fortement dilaté, mais l'obstacle au cours de la bile n'avait jamais été complet; l'orifice, quoique oblitéré, restait ouvert. Rien d'anormal dans les autres viscères.

Cette observation curieuse à plus d'un titre est surtout intéressante par l'existence d'accès de fièvre simulant ceux d'une fièvre palustre, et par la production d'un ictère intermittent. Nous reviendrons sur le premier de ces symptômes : quant au second, il paraît inexplicable au premier abord. Le fait d'un ictère intermittent n'est pas, en effet, chose commune; cependant si on se reporte à la description des lésions anatomiques constatées dans ce cas, on peut trouver, ce nous semble, une explication plausible du phénomène. Il est probable qu'ici le champignon cancéreux, placé à l'extrémité duodénale du canal cholédoque, jouait le rôle d'une soupape qui, soulevée par intervalle, permettait à la bile de s'écouler librement dans l'intestin pendant assez longtemps pour que l'ictère pût se dissiper.

Dans la maladie qui nous occupe, l'ictère présente les mêmes caractères que ceux qui appartiennent à l'ictère simple, seulement ils sont en général plus accentués. Son apparition est ordinairement précédée et suivie de troubles digestifs ; nausées, vomissements, inappétence complète ; les matières fécales se décolorent, deviennent grisâtres, argileuses ; en même temps les urines prennent une teinte plus foncée qu'à l'ordinaire, et les réactifs y décèlent la présence de la matière colorante de la bile. La peau présente une coloration jaune spéciale : d'un jaune citron au début, cette coloration s'accentue chaque jour davantage et cette progression est évidemment en rapport avec la rétention plus ou moins complète de la bile. Le malade se plaint d'une fatigue générale, d'un malaise sans cesse croissant ; si l'ictère persiste déjà depuis quelque temps, il présente un amaigrissement notable. Enfin, si cet état se prolonge, il peut survenir d'autres phénomènes qui se traduisent par le ralentissement du pouls, la faiblesse des battements du cœur, la diminution de la température centrale, par une tendance remarquable aux hémorrhagies et par des phénomènes cérébraux (convulsions, coma). On peut voir que ces divers symptômes existent dans la plupart des observations relatées dans le cours de ce travail.

Ce n'est pas ici le lieu d'entrer dans de longues discussions théoriques sur la production de l'ictère; nous ne pouvons cependant nous dispenser d'entrer dans quelques considérations de physiologie pathologique qui nous permettront d'expliquer les symptômes que nous venons de mentionner. Ce sujet a été exposé avec détails par M. Charcot dans les savantes leçons qu'il a faites à la Salpêtrière en 1869, leçons encore inédites et qu'il a eu l'obligeance de nous communiquer.

Dans le chapitre précédent, nous avons dit quelques mots des changements remarquables qui surviennent dans la forme et la structure du foie, consécutivement à la dilatation des voies biliaires. Ces changements consistent principalement en une coloration olivâtre et une tuméfaction générale, uniforme, lisse. Bientôt cette tuméfaction s'arrête et on ne tarde pas même à voir le foie diminuer progressivement de volume, en même temps que son parenchyme devient flasque et mou. C'est alors, à cette période que l'on peut observer un phénomène histologique d'une importance capitale, phénomène qui ne paraît se montrer que tardivement et dans certains cas, c'est la destruction des cellules hépatiques. Cette altération est tantôt partielle, tantôt générale. Dans ce dernier cas, le foie perd sa structure lobulaire, et, au lieu de cellules hépatiques, on ne trouve plus qu'un détritus granuleux. C'est Williams qui le premier en 1843 étudia cette altération sur un foie dont les canaux biliaires avaient été distendus consécutivement à une affection de la tête du pancréas (1). Budd eut ensuite occasion de vérifier ce fait anatomique (2), et plus tard Wirchow observa des exemples d'atrophie partielle du foie. — Une autre particularité intéressante à noter et qui a été constatée dans les cas où la destruction des cellules est très-prononcée, c'est l'existence, dans le foie, de deux substances qui paraissent être un résultat de la décomposition des éléments de cet organe, la leucine et la tyrosine ; mais dans ces cas, ce n'est pas seulement que ces dernières ont été rencontrées, car Frerichs et Wirchow ont encore signalé leur présence dans les urines.

Cette altération que nous venons d'indiquer, consistant dans la destruction des cellules hépatiques consécutivement à la rétention biliaire, se rencontre dans une autre maladie, car elle constitue un des caractères anatomiques principaux de l'ictère grave ou atrophie jaune aiguë du foie. L'analogie entre ces deux états pathologiques est encore augmentée par la comparaison des phénomènes cliniques : dans l'un et l'autre cas, en effet, des symptômes graves presque identiques, consistant en hémorrhagies par diverses voies, en phénomènes cérébraux, etc., se produisent pendant la vie.

A quoi sont dus ces derniers phénomènes ? Sont-ils le résultat de l'atrophie du foie, ou de la destruction des cellules hépatiques ou de la leucine et de la tyrosine ? C'est là l'opinion de

(1) Williams, *On the pathol. of cells publish in Guy's Hosp. reports*, octobre, 1843.
(2) Budd, *Diseases of the Liver*, p. 213.

Frerichs, partagée par Murchison : d'après ces auteurs, les cellules hépatiques étant détruites, la bile ne se forme plus et les éléments qui devaient concourir à la formation de ce liquide retenus dans le sang, donnent lieu au développement des accidents. La leucine et la tyrosine contribueraient à amener ce résultat, ainsi que les éléments destinés à la production de l'urée que le foie, suivant les mêmes auteurs, est chargé d'élaborer. Cette théorie, toute ingénieuse qu'elle puisse paraître au premier abord, reste vague et obscure, et les faits sur lesquels elle s'appuie ne sont pas absolument démontrés, car, d'après Wirchow, la leucine et la tyrosine ont été trouvées dans des cas d'ictère où les phénomènes cérébraux et hémorrhagiques manquaient, et, d'autre part, ces substances n'ont pas été rencontrés dans des circonstances où ces accidents avaient été constatés.

A côté de la théorie de Frerichs, s'en trouve une autre plus simple, celle de Leyden. D'après cet auteur, c'est l'acide cholique qui, éliminé dans l'état de santé par les sécrétions et surtout par les urines, détermine, dans les cas d'ictère chronique, une intoxication qui se traduit par le développement des symptômes indiqués précédemment. Cette seconde théorie s'appuie sur un fait incontestaole, bien démontré, l'action septique des acides biliaires.

L'ictère consécutif au cancer des voies biliaires est un des types les plus accomplis des ictères par résorption. Le mécanisme au moyen duquel il se produit a été démontré d'une manière péremptoire par Saunders (1) qui, après avoir lié le canal cholédoque chez un animal, observa bientôt une coloration ictérique généralisée avec des selles argileuses, et prouva ainsi que la bile, préalablement formée dans le foie, était résorbée par les veines et les lymphatiques. Cette résorption semble se faire d'une façon à peu près complète, car on retrouve, dans le sang et les sécrétions, les principes fondamentaux de la bile. D'après Strecker (2), ce liquide serait constitué par les éléments suivants : de l'eau, deux acides en combinaison avec la soude, les acides glycholique (combinaison d'acide cholique et de glycine) et taurocholique (combinaison d'acide cholique et de taurine), une matière colorante, la cholépyrrhine (biliverdine, bilifulvine, bilirubine, etc.), de la cholestérine, des graisses, des acides gras et un certain nombre de produits encore mal définis.

Lorsque l'ictère existe, ce n'est pas seulement la matière colorante de la bile que l'on trouve dans le sang, on y rencontre encore les acides biliaires, ainsi que l'ont démontré Kuhne, Hoppe et Leyden, contrairement à l'opinion de Frerichs, qui admet la destruction de ces acides dans l'ictère. Or, c'est là un fait important à noter que celui de la présence dans le sang des acides de la bile, car ils constituent un véritable

(1) Saunders, *A treatise on the structure of the liver*, London, 1795,

(2) Strecker, *Untersuchungen uber die chemische constitution der Hauptbestandlheile der ochsengalle*; Giessen, 1848.

poison pour l'organisme. D'après des expériences nombreuses faites à ce sujet, il résulte en effet que les acides biliaires ont sur le sang, sur le cœur et sur le système nerveux, une action qui se traduit par les phénomènes les plus remarquables et les plus singuliers. Si on injecte les acides biliaires dans le sang, les globules sont bientôt détruits dans l'acception rigoureuse du mot : Kuhne a vu ce phénomène se produire de la façon la plus manifeste sous le microscope. Dans ces cas, on ne tarde pas à voir la matière colorante du sang passer dans les urines : ceci explique très-bien la production des hémorrhagies, et la présence des ecchymoses que l'on trouve sur le cerveau, les conjonctives, la plèvre pulmonaire, etc., chez les individus qui succombent à l'ictère. — Du côté du cœur, à la suite de l'injection, on note un ralentissement notable des battements, (Rohrig), qui serait le résultat, suivant Traube, d'une paralysie des fibres musculaires cardiaques. Et ici, on ne doit pas invoquer l'action du pneumogastrique, car le phénomène subsiste même après la section de ce nerf. — Du reste, cette action paralysante se manifeste aussi sur les autres muscles du corps, et on note chez les animaux soumis à l'expérience, une prostration et une faiblesse extrêmes. En même temps que le ralentissement du pouls, on constate un abaissement de la température. — L'action des acides biliaires n'est pas moins accentuée sur le système nerveux, que sur le sang et le cœur, car Leyden, Kuhne, Harley, ont observé chez les animaux des convulsions, du coma et une mort rapide même à la suite de l'injection de ces acides.

Si on compare le résultat de ces expériences avec les symptômes observés dans l'ictère chronique, on demeure frappé de l'analogie qui existe entre les phénomènes constatés dans les deux cas. Dans l'une et l'autre circonstance, en effet, un poison circule dans le sang, et ce poison, suivant Rohrig (1), serait l'acide cholique. — En présence des faits, que nous venons d'exposer, on ne peut s'empêcher d'incliner en faveur de la théorie de Leyden : toutefois, il est encore impossible, dans l'état actuel de la science, de prendre un parti décisif, et de proclamer avec assurance que l'ictère tue par cholémie (Leyden), plutôt que par acholie (Frerichs) : « en pareille matière, dit M. Charcot, il faut douter et attendre. »

Les expériences physiologiques nous donnen encore l'explication de quelques phénomènes dépendant de l'ictère et relatifs à la digestion. Lorsqu'on lie le canal cholédoque chez un animal, il ne tarde pas à maigrir, à avoir du dégoût pour les aliments, et surtout pour les substances grasses qui se retrouvent intactes dans les matières fécales, lesquelles sont décolorées, grisâtres et d'une odeur repoussante. — Nous savons que la bile, aussi bien que le suc pancréatique, agit d'une façon puissante sur les matières grasses ; nous savons, d'autre part qu'elle a une action antiseptique, et empêche la fermentation des matières fécales. La non-pénétration

(1) Rohrig, *Archiv. der Heilkunde*, 1863, p. 385.

de ce liquide dans l'intestin, nous donne la raison des phénomènes précédents que l'on constate chez l'homme atteint d'ictère, aussi bien que chez les animaux auxquels on a lié le canal cholédoque.

4° *Fièvre intermittente.* — Parmi les symtômes qui appartiennent au cancer des voies biliaires, il en est un sur lequel nous devons insister d'une façon spéciale, parce qu'il est généralement peu connu, et que sa manifestation peut devenir la cause d'erreurs graves : nous voulons parler de la fièvre intermittente hépatique. Ce symptôme est relativement rare dans la maladie qui nous occupe ; sur 17 observations, en effet, nous n'avons noté son existence que trois fois. De plus, il ne lui est pas exclusif, car comme l'ictère chronique, avec lequel il coexiste presque toujours, il peut se montrer toutes les fois qu'une obstruction se produit dans les conduits vecteurs de la bile ; mais c'est dans les cas de lithiase biliaire, que l'on a eu occasion de l'observer le plus souvent. Déjà nous avons relaté une observation dans laquelle la fièvre intermittente s'était manifestée de la façon la plus évidente (obs. XIV) ; en voici une autre dans laquelle ce phénomène existe parfaitement caractérisé.

Obs. XV. — *Cancer colloïde de la vésicule biliaire, du foie, des poumons ; — ictère, rétention de bile, accès de fièvre intermittente ; — calculs biliaires ; — albuminurie ; — rein ictérique et en dégénérescence* (V. Cornil. — *Mém. de l'Acad. de médecine*, t. XXVII, p. 349).

G... Suzanne, âgée de 68 ans, blanchisseuse, entre

le 18 mars 1863, à l'infirmerie de l'hospice de la Salpêtrière, salle Saint-Jacques, n° 6, dans le service de M. Charcot.

Antécédents. — Sa mère est morte d'accident, son père d'asthme. De plusieurs enfants qu'elle a eus, l'un est mort à quarante ans d'une affection de la poitrine, un seul est encore vivant. Depuis une année, à la suite de chagrins, sa santé s'est altérée, sans indisposition caractérisée. Il y a six semaines, elle a commencé à éprouver un malaise notable avec diminution d'appétit, bouche amère, constipation et douleurs rachidiennes de siége mal limité.

A son entrée, elle présente l'état suivant : grosse, forte, elle a le ventre volumineux. La peau a une coloration jaune très-prononcée ; la langue est recouverte d'un enduit jaunâtre. Il n'y a pas de selles depuis trois jours. On sent au-dessous des fausses côtes, à droite, une tumeur douloureuse à la pression siégeant au bord inférieur du foie, rendu irrégulier par de grosses bosselures. Les urines présentent une coloration verdâtre très-prononcée. — Cet état persiste pendant deux semaines, mais la sensibilité à la région hépatique se prononce davantage.

Le 6 avril, elle se plaint d'étouffements, de palpitations avec rapports acides. Il n'y pas de somnolence ; le pouls est à 80. L'ictère est plus prononcé.

Le 10 avril, selles grisâtres, argileuses, moulées, divisées en bouchons, nageant dans un liquide bilieux. Les étouffements débutent par des maux de reins. Le ventre, pendant la défécation, est le siége de douleurs vives. Le même état persiste pendant un mois, sans changements notables.

Le 19 mai au soir, elle éprouve un frisson avec tremblement et difficulté à se réchauffer ; sueurs abondantes la nuit.

Le 20, le pouls est à 75. La malade a un second

frisson avec sueurs : 30 centigrammes de sulfate de quinine sont prescrits.

24 mai : il y a eu hier soir de la fièvre sans frisson avec courbature générale, pas d'hémorrhagies ; la température est normale. La fièvre revient avec irrégularité les jours suivants.

Le 30, nouveau frisson durant une heure, suivi de chaleurs, de sueurs. Selle de coloration violacée, liquide.

3 juin : Les jambes sont enflées depuis deux jours. Les urines vertes, très-foncées, sont troublées par la chaleur et l'acide nitrique. Examinées au microscope, elles présentent des cellules colorées en jaune, par des granulations de pigment biliaire, appartenant au rein et à la vessie, et des tubes hyalins couverts de cellules, le tout coloré par des granulations jaunes.

Les jours suivants, l'état de la malade va s'aggravant ; l'ictère devient de plus en plus prononcé ; les lèvres, les gencives, la langue se couvrent d'une exsudation sanguinolente. — La malade meurt le 19 juin.

Autopsie. — Adhérences pleurales ; — dans le poumon gauche existent des granulations cancéreuses du volume d'un grain de millet, sur la plèvre et dans l'intérieur du parenchyme. Ces grains ont l'apparence gélatiniforme et sont colorés en jaune. L'examen microscopique montre qu'ils sont formés par des alvéoles pleins, par de petits kystes, renfermant un grand nombre de cellules mères à noyaux multiples. Ces cellules offrent des granulations colorées en jaune. — Les reins sont globuleux, flasques. Après avoir enlevé leur capsule, on voit que leur surface est déprimée comme par des pertes de substance abruptes qui répondent sur la capsule à de petites masses de graisse jaune. La coloration des reins est jaune verdâtre dans la substance corticale, qui est très-large. Sur la coloration jaune, on voit à la surface et sur la coupe des lignes et des points de couleur vert foncé qui sont des tubes urinifères. Au microscope, les tubes contournés sont pleins de cellules pigmentées jaunes, rougissant par l'addition de l'acide nitrique. Un très grand nombre de tubes sont remplis de grosses granulations brillantes.

Vésicule biliaire. — A la surface externe se voient des saillies larges et plates, formant un léger relief. Les parois sont épaissies. Elle contient une grande quantité de calculs petits, roulés ou à facettes, rouges, nageant dans un liquide muqueux épais. Sur des coupes normales à la muqueuse de la vésicule biliaire, on voit à l'œil nu, dans la partie externe, des grains gélatineux kystiques contenant un liquide muqueux transparant. L'épaisseur de la paroi vésicale a 3 à 4 millimètres d'épaisseur, et même davantage en certains points. — A un examen par de faibles grossissements, les préparations qui comprennent toute l'épaisseur de la vésicule montrent les couches extérieure longitudinales et les couches internes perpendiculaires aux premières. Dans les couches moyennes existent des alvéoles pleins de cellules épithéliales, Les alvéoles mesurent en longueur de $0^{mm},08$ à $0^{mm},11$ en moyenne. Les cellules sont assez petites et mesurent de $0^{mm},009$ à $0^{mm},012$. Quelques-unes, néammoins, sont plus grandes, vésiculaires, et mesurent 0^{mm}, 018 à 0^{mm}, 021. Toutes sont pourvues de noyaux et de nucléoles ; il existe aussi des noyaux libres. Dans les couches externes, les petits kystes, visibles à l'œil nu, ayant en moyenne 1 millimètre de diamètre, sont produits par la dilatation de ces alvéoles Leur contenu épithélial est en voie de régression granuleuse. Il y a là des cellules assez grandes, arrondies, vésiculeuses. Dans la couche interne de la vésicule, on voit de nombreuses papilles saillantes vascularisées, au milieu d'un liquide riche en cellules. La forme de ces cellules est arrondie presque partout ; cependant, en certains points où elles sont pressées, il y en a d'aplaties sur leurs faces. Les noyaux sont relativement petits. Il y a peu de cellules à deux noyaux. Dans certains kystes, il y avait des intersections indiquant que plusieurs alvéoles primitifs avaient concouru à les former.

Foie. — La surface du foie, de couleur vert foncé, présente des masses gélatiniformes discrètes, dont les plus grosses sont du volume d'une noisette. Sur une coupe elles sont de coloration jaune, rougeâtre ou verdâtre. Les orifices coupés de canaux biliaires paraissent sous forme de points de couleur vert foncé, les plus gros contiennent une bile muqueuse, filante, épaisse. A l'examen microscopique, les lobules sont d'un vert foncé au centre, gris à la circonférence, avec pigmentation des cellules hépatiques au centre et dégénérescence graisseuse à la périphérie. — On trouve en outre dans le tissu du foie des noyaux apoplectiformes. — Les autres organes, cœur, estomac, intestins, etc., ne présentent rien de particulier à noter.

La *fièvre intermittente* a été observée depuis longtemps dans les affections hépatiques. En 1795, Sœmmering (1) en mentionna l'existence dans un travail sur les concrétions biliaires ; Sénac (2) y avait déjà fait allusion. De nos jours, ce symptôme a été constaté et décrit dans les

(1) Sœmmering s'exprime ainsi : « A doloribus vehementia sævientibus, alia adhuc, et quidem gravissima, mala excitantur.... Hinc varii motus febriles, hinc et ipsa febris intermittens. » (*De concrementis biliaris*).

(2) Voici en quels termes parle Sénac : » Eas febres quotidianæ (quæ ab intermittentibus alienæ earum speciem præ se fernnt) observare est iis qui partium quadam laborant obstructione, in abdomine imprimis.... » (*De recondita febrium natura*, p. 63.)

affections du foie par un grand nombre d'observateurs, parmi lesquels nous citerons J. Frank, Monneret, Budd, Murchison, Frerichs, MM. Magnin et Pentray, etc. Mais la plupart de ces auteurs ne l'ont étudié que lorsqu'il se trouvait lié à la lithiase biliaire ; en outre, à part M. Magnin, ils ne l'ont considéré que comme ayant une importance clinique toute secondaire. Monneret, après avoir parlé longuement des fièvres hépatiques, ne semble les envisager que comme un phénomène général des maladies du foie, et de plus, il ne croit pas que les calculs biliaires puissent en provoquer la manifestation (1). D'autres pathologistes (Trousseau, Niemeyer, Leared, etc) se contentent uniquement d'indiquer le développement d'accès de fièvre intermittente dans certains cas de lithiase biliaire, mais sans entrer dans aucun détail sur ce symptôme, ni sur son mode de production. — Nous allons essayer de présenter un tableau succinct de l'histoire de ce phénomène remarquable, en nous appuyant sur les faits que nous avons eu occasion d'analyser ou d'observer.

La fièvre intermittente hépatique est caractérisée par des accès offrant la plus grande analogie avec ceux qui appartiennent à la fièvre paludéenne, c'est-à-dire que l'on observe les trois stades ordinaires de frisson, de chaleur et de sueur. L'un ou l'autre des deux derniers stades peut manquer, mais c'est ordinairement la période de sueurs qui ne se montre pas et qui même fait défaut le plus

(1) Monneret, *Path. int.*, tome 1, page 659.

souvent. Le frisson ouvre la scène : il est en général très intense, et s'accompagne d'une élévation de température considérable, qui, suivant M. Charcot, peut aller jusqu'à 42°,5. Le pouls atteint fréquemment alors 120 pulsations. Dans les cas de lithiase biliaire, le frisson est suivi de tous les signes qui caractérisent la colique hépatique : douleur vive et spéciale dans l'hypochondre droit, vomissements, ictère, etc. Ces signes manquent ordinairement dans le cancer des voies biliaires ; cependant, dans l'observation de W. Stokes (obs. XIV), nous avons vu que le malade avait des vomissements et qu'il existait chez lui un ictère intermittent comme les accès de fièvre, se montrant en même temps que chacun d'eux, et disparaissant peu à peu après leur cessation. — C'est presque toujours le soir que se montrent les accès ; quelquefois, ils simulent à s'y méprendre ceux qui caractérisent la fièvre paludéenne, c'est-à-dire qu'ils sont d'une intermittence périodique régulière, et qu'ils peuvent se développer tous les jours, ou tous les deux jours, ou tous les trois jours, et revêtir ainsi les types quotidien, tierce, quarte, etc. Souvent, cependant, on constate la plus grande irrégularité dans le moment de leur apparition. C'est ce que nous avons noté chez un homme que nous observons depuis plusieurs mois, à l'hôpital de la Pitié, dans le service de notre bien cher maître, M. Gallard. Ce malade, qui est âgé d'une cinquantaine d'années, a toujoursjoui d'une bonne santé apparente jusqu'au mois de février dernier. A cette époque, sans cause appréciable, et en l'espace de quelques jours, il présenta un ictère généralisé assez intense. Il n'éprouvait aucune douleur, aucun malaise : au bout de quelques jours, cet ictère considéré d'abord comme simple, augmenta ; les semaines suivantes, la coloration jaune s'accentua encore davantage, et aujourd'hui ce malade offre une teinte ictérique de la peau extrêmement intense. Les conjonctives sont fortement colorées ; les selles présentent un aspect argileux. En même temps, depuis deux mois, la région hépatique est douloureuse, et actuellement, en examinant l'hypochondre droit, on trouve qu'il est légèrement saillant à la vue. Par la palpation, on sent le foie qui dépasse le rebord inférieur des côtes de trois travers de doigt environ ; la pression est sensible. Au niveau de la vésicule, on trouve une résistance profonde, douloureuse, mate à la percussion, et qui descend jusqu'au niveau d'une ligne passant par l'ombilic. Ce malade a maigri, son appétit est presque nul ; évidemment, chez lui, nous devons songer à l'existence d'une affection organique, dont il est difficile actuellement de préciser le point de départ, mais qui certainement agit sur les canaux biliaires en les oblitérant. — Mais, en dehors des symptômes précédents, le phénomène le plus remarquable qui s'est produit chez ce malade, c'est l'apparition d'accès de fièvre intermittente. Depuis deux mois environ, tous les trois ou quatre jours, tous les huit jours, une fois après quinze jours d'intervalle, il a des accès de fièvre qui sont caractérisés par un stade de froid et un stade de chaleur ; la période de sueurs manque complétement. La première fois que ces accès se sont manifestés, c'était le 20 mars : ce jour-là, vers quatre heures du soir, le malade eût un violent frisson, avec vomissement, et lorsque nous arrivâmes près de lui, une heure après, il avait la peau très-chaude ; sa température axillaire était de 39°5, et son pouls battait 96 fois par minute. Depuis cette époque, les accès se sont reproduits six ou sept fois avec les intervalles indiqués précédemment.

En résumé, les accès de fièvre peuvent, ainsi que nous l'avons dit, revêtir les types quotidien, tierce, quarte, etc ; — ils peuvent aussi apparaître à intervalles très-irréguliers. — A mesure que la maladie se prolonge, les accès s'effacent peu à peu, et font généralement place à une fièvre rémittente, présentant quelquefois une légère exacerbation le soir, mais dans laquelle le frisson intermittent a totalement disparu : c'est ce qui a été noté dans deux observations relatées dans ce travail (obs. XIV et XVI).

Quelle est la cause de ces accès de fièvre intermittente ? Quelle est la valeur de ce symptôme ? Comment devons-nous l'interpréter ? Avant de répondre à ces questions, nous allons rapporter une observation dont la lecture attentive, ne peut manquer de mettre sur la voie de la solution.

OBS. XVI. — *Ictère ; — Accès de fièvre intermittente ; — Cancer de la vésicule biliaire et de la tête du pancréas ; — calculs hépatiques ; — oblitération incomplète et distension des voies biliaires ; — rupture des conduits biliaires hépatiques ; — abcès bilaires.* (Observation communiquée par M. le docteur CHARCOT.)

Lebl... Jeanne, âgée de 72 ans, entre le 12 mars 1866, à l'infirmerie de la Salpêtrière, dans le service de M. Charcot.

Cette malade a toujours joui d'une bonne santé jusqu'à ces jours derniers ; elle n'a jamais eu la jaunisse, ni de coliques hépatiques ; elle est travailleuse et active pour son âge. Il y a quelques semaines, elle a éprouvé une vive contrariété, qui s'est traduite chez elle par une extrême agitation ; quelques jours après, elle présentait une coloration jaune de la peau. Il y a quinze jours qu'elle est atteinte d'ictère, et cependant elle n'éprouve aucune douleur, et son appétit est conservé.

13 *avril.* — Ce matin à 4 heures, la malade a été prise de frisson avec tremblement. — Les selles sont argileuses et baignent dans un liquide d'apparence bilieuse.

Le soir, la malade a un nouveau frisson très-intense vers trois heures de l'après-midi. — Ce frisson a duré une heure et demie. A cinq heures et demie, sa température rectale est de 41°, 1/5 ; son pouls bat 128 fois par minute. Il n'y a pas de transpiration.

14 *avril.* — La malade se plaint d'une douleur dans l'hypochondre droit ; — elle dit n'avoir jamais eu de coliques antérieurement ; P. 76.

15 *avril.* — Hier, pas de frisson ; — aujourd'hui la peau est froide ; — le pouls est à 76.

18 *avril.* Depuis quelques jours, pas de nouveaux frissons ; — ce matin, légère épistaxis.

26 *avril.* — Fièvre continue sans frissons ; — la peau est brûlante, le pouls très-précipité ; — T. R. 39° 3/5. — L'auscultation de la poitrine ne fait rien découvrir d'anormal. — En examinant la région hépatique, on remarque que le foie n'est pas bosselé, et qu'une tumeur qui semble en dépendre dépasse le rebord des fausses côtes de trois ou quatre travers de doigt : cette tumeur n'est pas douloureuse à la pression. La malade a la langue sèche ; sa bouche est pâteuse ; ses selles ne sont pas décolorées.

27 *avril.* — Pouls irrégulier à 104 ; — T. R. 39° 4/5. — Pas de nouveaux frissons ; — envies de vomir ; — langue sèche ; — peau brûlante ; — tout le corps présente une coloration d'un jaune gomme-gutte ; — les selles ne sont pas décolorées.

28 *avril.* — La malade vomit tout ce qu'elle prend ; — elle a la peau brûlante, la langue très-sèche ; — constipation ; — vains efforts pour aller à la selle ; — larges ecchymoses sur la peau d'aspect vineux. T. R. 39° 3/5.

29 *avril.* — Pouls irrégulier à 76 ; — T. R. 39° 2/5. — Les yeux sont fixes et glaireux ; — le corps est couvert de sueurs visqueuses. — Il sort par le rectum une bouillie glaireuse jaunâtre, de nature bilieuse, ne contenant pas de sang.

La malade meurt le 30 avril.

Autopsie. — Le foie est volumineux, friable, et présente une coloration verdâtre très-prononcée. Le fond de la *vésicule* adhère à l'origine du duodénum ; mais il n'y a aucune communication entre cet intestin et le réservoir de la bile.

Le canal cholédoque est oblitéré au niveau de son insertion dans le duodénum par un petit calcul noir, du volume d'un petit pois ; mais il n'y a pas distension considérable du conduit au-dessus de l'obstacle qui n'oblitère pas d'une façon complète sa lumière, car il s'écoule un peu de bile claire par l'orifice duodénal. — Plus haut, le canal hépatique, à son origine, est oblitéré par un champignon cancéreux se confondant avec une masse qui se continue avec la tête du pancréas, lequel est volumineux. — Quant au canal cystique, on n'a pas pu le retrouver au milieu du tissu dégénéré. — Les parois de la vésicule biliaire sont épaissies et altérées; — la cavité de la poche renferme du pus, deux ou trois calculs et vraisemblablement du détritus cancéreux. — Dans le foie, les conduits biliaires très-dilatés sont remplis de bile; à la coupe de l'organe, on aperçoit quelques points où le tissu hépatique est comme raréfié et infiltré de bile d'aspect puriforme : ces points correspondent à des conduits biliaires qui en occupent le centre. — En examinant au microscope la masse jaune d'aspect puriforme obtenue par le raclage, on la trouve composée de leucocytes, de cellules du foie teintes par la bile, de granulations graisseuses, et de cellules épithéliales cylindriques détachées des conduits biliaires. — La bile puriforme, prise dans les conduits biliaires eux-mêmes correspondant aux espaces lacunaires, est composée évidemment de leucocytes, de cellules épithéliales cylindriques accolées, jaunies; seulement, il n'y a pas de cellules hépatiques. Dans les conduits d'un plus fort calibre, on trouve de la bile épaissie, peu de lencocytes, des cellules cylindriques accolées. — Les lacunes résultent de la rupture des plus petits conduits biliaires : leur contenu s'est épanché dans le tissu du foie et y a déterminé une inflammation circonscrite.— Les autres organes ne présentent rien de particulier à noter.

Dans cette observation, ce qu'il importe de

noter, ce sont les altérations des radicules hépatiques et du liquide biliaire : la bile a un aspect puriforme, elle est épaissie, et se trouve mélangée de leucocytes et de cellules épithéliales. Or, dans le cas actuel, c'est un point capital que l'existence du mélange de la bile avec du pus, car cette constatation suffit pour expliquer, ce nous semble, la production des accès de fièvre intermittente.

Les premiers observateurs qui notèrent ce phénomène pathologique, le considéraient comme purement accessoire. Comme on ne l'avait observé que dans les cas de lithiase biliaire, on pensa que les accès de fièvre n'étaient que le résultat de l'irritation produite par la migration d'un calcul dans un conduit biliaire, et on assimilait ce qui se passait dans ces cas, avec ce que l'on observe quelquefois à la suite du cathétérisme de l'urèthre. Mais cette hypothèse, tout en expliquant l'arrivée d'un accès, ne donne pas la raison de sa reproduction, de sorte qu'il faut aller chercher ailleurs la raison du phénomème. Nous avons vu précédemment (obs. XIV) que W. Stokes donne pour cause de la fièvre intermittente la présence de la bile dans le sang ; cette explication, qui semble toute naturelle à l'auteur, que nous venons de nommer, est complétement erronée, car nous avons vu, en parlant de l'ictère, que l'existence de la bile dans le sang donne lieu à des symptômes qui ne se rapprochent en aucun point de ceux qui caractérisent une fièvre intermittente. — Une opinion plus rationnelle est celle de Leyden, qui invoque comme cause des accès fébriles, la résorption de certains produits de décomposition de la bile. C'est à cette dernière manière de voir que se rattache plus particulièrement M. Charcot. Pour ce médecin, il paraît vraisemblable que la fièvre intermittente est le résultat de l'absorption de certains produits septiques. Nous avons vu, dans un des chapitres précédents, que, consécutivement à la rétention de la bile, il se produisait une dilatation de voies biliaires, et une inflammation suppurative des conduits hépatiques (1). Il en résulte que, dans ces cas, la bile se trouve mélangée de leucocytes et souvent de

(1) Lorsque nous avons parlé des conséquences anatomopathologiques de la rétention biliaire, nous avons relaté une note qu'avait bien voulu nous remettre notre collègue, M. Quinquaud, sur ce sujet. Dans cette note, M. Quinquaud considère les petites collections purulentes simplement comme de petits kystes résultant de la distension exagérée des parois biliaires. Cette opinion, un peu trop absolue, n'est pas celle de M. Charcot. Pour le savant médecin de la Salpêtrière, il arrive souvent que la distension des conduits biliaires amène la rupture des dernières ramifications de ces conduits; et alors il se développe un abcès qui diffère essentiellement des foyers qui peuvent se former dans les dilatations ampullaires. C'est ce qui ressort de la manière la plus manifeste d'une présentation faite en 1869 à la Société de biologie par M. Jeoffroy; c'est ce dont on peut se convaincre encore par la lecture d'une observation relatée ci-dessus (obs. XVI). — En résumé, dans les cas d'obstruction des voies biliaires, nous croyons pouvoir admettre que l'on peut observer deux altérations distinctes des conduits hépatiques : 1° des dilatations ampullaires des canaux biliaires, dilatations susceptibles de s'enflammer et de suppurer; 2° des abcès consécutifs à une hépatite interstitielle, qui elle-même est le résultat de l'épanchement de la bile dans le tissu hépatique par suite de la rupture des canalicules biliaires. Ces deux altérations peuvent coïncider ou exister isolément.

détritus cancéreux : qu'une éraillure se produise à la paroi interne des conduits biliaires, soit spontanément, soit à la suite de l'inflammation ou de l'altération cancéreuse, ou de l'irritation produite par un calcul, alors il y aura absorption de produits septiques, commencement d'une intoxication qui se traduira d'abord par des frissons éloignés, puis de plus en plus rapprochés, à mesure qu'augmentera l'altération des produits biliaires. Bientôt, même, ces accès fébriles, d'intermittents deviendront continus, et pourront être suivis des accidents d'intoxication qui accompagnent d'ordinaire l'absorption de substances putrides : diarrhée, délire, coma, etc.

Cette explication, fondée sur l'examen attentif des faits observés, satisfait l'esprit, et suffit, suivant nous, pour donner la raison de l'existence du phénomène singulier dont nous venons de faire l'histoire sommaire.

5° *Troubles divers ; cachexie.* — Outre les symptômes que nous venons d'étudier, nous ne devons pas oublier de mentionner quelques autres qui peuvent survenir dans le cours de l'affection. — Nous avons dit quelques mots en commençant des troubles digestifs : les uns sont sous la dépendance de l'ictère ; d'autres sont liés à la cachexie cancéreuse. Dans la majorité des cas, les malades restent sans appétit ; ils ont de l'anorexie, du dégoût pour les aliments ; leur bouche est pâteuse, leur langue saburrale. Ils peuvent avoir des hoquets, des nausées, des vomissements, ordinairement alimentaires ou aqueux, quelquefois sanguinolents, et pouvant faire croire à une affection organique de l'estomac (obs. XVII) : sur 17 cas, les vomissements se sont produits 8 fois. Les digestions sont toujours difficiles; le plus souvent, il y a une constipation opiniâtre; quelquefois il survient de la diarrhée, mais cela n'arrive que dans les derniers jours de la maladie.

Il arrive parfois que l'on constate chez les malades un léger degré d'ascite : dans ces cas l'épanchement reconnaît pour cause le plus ordinairement l'inflammation chronique du péritoine. L'ascite pourrait encore être déterminée par une oblitération du tronc ou des branches de la veine-porte comprimés par l'extension de la masse cancéreuse.

En parlant de l'anatomie pathologique, nous avons vu que des adhérences peuvent s'établir entre la vésicule biliaire et l'intestin et qu'il en résulte souvent alors des perforations fistuleuses établissant une communication entre ces deux organes : dans ces cas, on observe des signes de violente inflammation intestinale qui se traduit par des coliques, des vomissements, de la diarrhée, etc. D'autrefois, le contenu de la vésicule se vide directement dans la cavité abdominale et détermine une péritonite promptement mortelle.

Enfin, pour terminer ce qui est relatif à la symptomatologie du cancer des voies biliaires, il nous reste à parler des signes de cachexie cancéreuse qui se traduisent par un affaiblissement progressif des forces, par l'amaigrissement rapide, et par la teinte terreuse spéciale de la peau. Ici, il est bien rare de rencontrer, comme dans les autres affections cancéreuses, la coloration jaune paille caractéristique d'une altération carcinomateuse, car le plus souvent cette teinte est masquée par l'existence d'un ictère plus ou moins prononcé. Nous n'insisterons pas sur les autres signes liés à la cachexie ; ils ne diffèrent en rien de ceux que l'on rencontre d'ordinaire dans le cancer.

Chapitre V. — Diagnostic. — Pronostic. Traitement.

1° *Diagnostic.* — Au commencement du chapitre précédent, nous avons dit que le plus souvent une grande indécision planait sur la symptomatologie du cancer des voies biliaires. Nous avons essayé ensuite d'analyser les signes qui peuvent caractériser cette affection, et nous avons eu soin, en parlant de chacun d'eux, d'en indiquer la fréquence relative et l'importance diagnostique. Il résulte de cette étude, qu'il est bien rare que tous les symptômes que nous avons énumérés se trouvent réunis ; mais le seraient-ils, ils ne constitueraient qu'une somme de probabilités plus grande, sans donner de certitude absolue, sur l'existence de l'affection que nous étudions. Ce n'est, en effet, le plus souvent, que par exclusion, que l'on peut arriver à reconnaître la présence de cette dernière, dont le diagnostic est entouré de si grandes difficultés que les cliniciens les plus éminents ont pu tomber dans l'erreur sur ce point, ainsi que le témoigne le fait suivant.

Il s'agit d'une femme de 71 ans, entrée dans le service de M. Andral, à la Charité, et chez laquelle le foie débordait de 2 à 3 pouces le rebord inférieur des fausses côtes et formait une tumeur ovoïde, saillante de plus d'un demi-pouce audessus du niveau ordinaire de la paroi abdominale. Cette tumeur était un peu douloureuse à la pression et présentait une fluctuation profonde et un peu obscure. Le diagnostic de M. Andral hésitait entre une *tumeur biliaire calculeuse* et un *abcès du foie*, et c'est dans le but de préciscr, qu'une ponction avec un petit trocart fut pratiquée. Il sortit par la canule une petite quantité de liquide puriforme, puis bilieux. Aucun antécédent ne survint, et la petite fistule biliaire persista jusqu'à la mort, qui arriva douze jours après.

A l'autopsie, on constata que la tumeur était formée par un cancer mixte englobant le duodénum, la tête du pancréas, la vésicule biliaire, et comprimant les canaux biliaires. Elle était unie à la paroi abdominale par des adhérences, et c'est en passant par leur centre que le trocart avait pénétré dans la vésicule (1). — Dans les cas analogues à celui qui précède, il est évident que la difficulté est immense pour ne pas dire insurmontable.

« Comment, en effet, disent MM. Barth et Besnier, comment démêler, à l'aide de symptômes à peu près identiques dans tous les cas, des lésions

(1) Andral et Fournet, *Bull. gén. de thérap.*, tome XIV, page 688, 1838.

anatomiques variées, et comment, par exemple, pouvoir reconnaître, pendant la vie, ces cas complexes que nous avons observés plusieurs fois, dans lesquels un cancer hépatique englobe à la fois le canal cholédoque, la vésicule, les canaux hépatiques et cystique, la veine porte, le duodénum, etc. (1). »

Tout en reconnaissant la valeur et l'importance de ces objections, qui du reste ne s'appliquent qu'à un certain nombre de faits, il nous semble qu'un examen attentif des symptômes et une analyse scrupuleuse des phénomènes devront souvent permettre d'arriver sinon à la certitude, du moins à une grande probabilité, relativement à la nature et au siége de l'altération.

Nous ne reviendrons pas sur l'énumération des signes qui peuvent dépendre du cancer des voies biliaires; nous dirons seulement qu'ils acquièrent d'autant plus de valeur pour le diagnostic, qu'ils se trouvent groupés plus nombreux. Actuellement, nous allons brièvement passer en revue les affections qui peuvent être confondues avec la dégénérescence cancéreuse des voies biliaires, et dont les principales sont le cancer du foie, le cancer de l'estomac, les tumeurs hydatiques, les calculs biliaires, les tumeurs du rein droit, etc.

Le cancer du foie coexiste quelquefois avec celui des voies biliaires; il peut être primitif, rarément il est consécutif. Lorsque la substance du foie seule est altérée, on note sur toute la surface

(1) Barth et Besnier, *loc. cit.*, page 339.

de cet organe des saillies, des bosselures ; en outre, on n'observe pas d'ictère, à moins que, ce qui est assez rare, une tumeur carcinomateuse ne vienne comprimer et oblitérer les canaux vecteurs de la bile.

Il semble difficile au premier abord que le cancer des voies biliaires puisse être confondu avec celui de l'estomac. En effet, la tumeur constatée dans l'un et l'autre cas n'occupe pas le même siége; le cancer de l'estomac ne s'accompagne pas d'ictère, et de plus, il est caractérisé par des vomissements de matières noires, qui ne s'observent pas, en général, dans l'autre altération. Voici cependant une observation dans laquelle l'erreur aurait pu être commise.

Obs. XVII. — *Ictère ; — vomissements de sang ; — tumeur abdominale ; — cancer de la vésicule biliaire.* (Markam ; *Transactions of Pathological Society*, tome VIII, page 243.)

Le sujet de cette observation est une femme âgée de 28 ans, qui avait toujours joui d'une bonne santé, jusqu'à environ quatre mois avant sa mort. Elle fut prise alors de douleurs et de vomissements qui survenaient environ un quart d'heure après chaque repas. Parfois, elle rejetait de petites quantités de sang. Devenant de plus en plus malade, elle entra à l'hôpital Sainte-Marie environ six semaines avant sa mort. Elle présentait alors un ictère intense : la douleur et ces vomissements continuèrent, mais avec des intermittences passagères. On sentait une tumeur dure près de l'extrémité pylorique de l'estomac, tumeur laissant à l'esprit l'idée de la présence d'un cancer du pylore ; les selles n'avaient jamais décelé la plus petite trace de bile. Sous l'influence de ces symptômes, elle s'épuisa graduellement et mourut.

A l'autopsie, on trouva l'estomac fortement distendu par un liquide noirâtre, couleur marc de café : ce viscère s'étendait jusqu'au pubis. — La vésicule biliaire était convertie en une masse squirrheuse dure ; la maladie avait évidemment débuté par les tissus de cette poche ; en deux ou trois points, elle avait pénétré dans le foie. La section de la vésicule découvrit une cavité rétrécie, remplie de calculs ; le canal cholédoque était tout à fait imperméable. La totalité de la poche atteignait le volume et les dimensions d'une grosse poire. La tumeur comprimait le bord antérieur de la première portion du duodénum, à laquelle elle était adhérente ; mais la pylore et la paroi interne du duodénum étaient sains. — Tous les tissus étaient fortement imprégnés de bile. — Aucun autre organe du corps n'était affecté. Mais, il y avait en un grand nombre de points infiltration cancéreuse, sous diverses parties du péritoine, particulièrement dans l'épiploon, et autour du rectum et de la tête du cœcum. — Il y avait aussi quelques masses cancéreuses jaunâtres analogues sous la surface diophragmatique de la plèvre, celle opposée à la base du foie.

En présence de tels symptômes, vomissements de sang, tumeur saillante, située près de l'extrémité pylorique de l'estomac, il était plus naturel de songer à une dégénérescence stomacale qu'à une altération des voies biliaires : il est vrai que l'existence d'un ictère intense indiquait que ces dernières étaient lésés d'une certaine manière.

Les tumeurs à échinocoques ne s'accompagnent pas de cachexie cancéreuse ; elles ne donnent lieu aux phénomènes de l'ictère que lorsque les canaux biliaires se trouvent comprimés par elles; leur marche est extrêmement lente, et de plus, elles sont souvent le siége d'un frémissement spécial : toutes ces particularités rendront l'erreur difficile. — Il n'en est pas de même des cas de lithiase biliaire : la présence de calculs dans la vésicule ou ses conduits, donne lieu à des symptômes qui peuvent offrir, au début, la plus grande analogie avec ceux qui dépendent du cancer des voies biliaires. Dans l'une et l'autre affection, on peut observer des accès de coliques hépatiques et de fièvre intermittente; l'ictère qui existe dans ces deux cas, masque souvent complétement les signes de cachexie cancéreuse. Toutefois, lorsqu'il s'agit de lithiase biliaire, les coliques sont, en général, plus accentuées et se reproduisent plus souvent; l'examen des matières fécales fait découvrir la présence de calculs; enfin, la lithiase biliaire est une maladie de tous les âges, et, ordinairement, après une série d'accès, les individus reviennent à un état parfait de santé.

Quelques autres affections, les tumeurs du rein droit, certains abcès du foie, le cancer de l'intestin, etc., pourraient, dans certains cas, être confondues avec l'altération qui nous occupe. En général, cependant, ces affections présentent des caractères qui s'éloignent beaucoup de ceux qui appartiennent au cancer des voies biliaires : aussi nous nous dispenserons d'insister sur leurs signes différentiels.

Avant de terminer ce qui est relatif au diagnostic, nous devons appeler l'attention sur un point important relatif aux accès de fièvre intermittente. Nous avons dit précédemment que ces accès se produisaient souvent en revêtant le type quotidien, tierce, quarte, etc. Dans ces cas, des erreurs graves peuvent être commises, et un accès de fièvre intermittente symptômatique peut faire croire à l'existence d'un accès de fièvre palustre. Nous nous bornons à signaler la possibilité d'une telle erreur, qu'un examen attentif permettra toujours d'éviter.

2° *Pronostic.* — Le pronostic est fatal, et la mort est la terminaison constante du cancer des voies biliaires. Il est impossible de déterminer d'une façon exacte la durée de la maladie, parce qu'il est toujours difficile de préciser l'époque du début de l'altération ; quelquefois, elle arrive à sa terminaison après quelques semaines ; ordinairement, la durée de la maladie varie entre quelques mois et une année. Sa marche est très-irrégulière en général, et présente des rémissions et des exacerbations contre lesquelles le médecin devra toujours se tenir en garde, s'il veut éviter des erreurs fâcheuses.

3° *Traitement.* — Evidemment, le traitement ne peut être que palliatif; aussitôt qu'on soupçonnera la nature de l'affection, il faudra abandonner toute thérapeutique débilitante. Alimenter le malade, soutenir les forces, calmer la douleur, procurer le sommeil, telles sont les seules indications que le médecin doit chercher à remplir. Pour faciliter les digestions dans ces cas, Frerichs recommande surtout les extraits amers en dissolution dans une infusion aromatique; on agira sur les fonctions intestinales au moyen de l'aloès ou de la rhubarbe. Si la bile n'arrive plus dans l'intestin, on pourra administrer avec avantage le choléate de soude. On favorisera le sommeil au moyen des préparations opiacées, du chloral, et la douleur sera combattue par des frictions narcotiques, des cataplasmes laudanisés. Enfin, on devra chercher par tous les moyens possibles à soutenir les forces des malades; dans ce but on leur administrera le fer, le quinquina, et on les soumettra à un régime en même temps léger et nourrissant.

CONCLUSIONS

Lorsque, en faisant l'histoire de l'anatomie pathologique du cancer des voies biliaires, nous avons parlé de la variété villeuse de la dégénérescence, manquant de documents, nous nous sommes bornés à relater la description que donne Frerichs sur ce sujet. De nouvelles recherches faites depuis l'époque où ce passage a été publié nous permettent aujourd'hui de compléter l'étude de cette forme intéressante de l'altération qui nous occupe.

Le cancer villeux a surtout été étudié par Rokitansky et ses élèves : deux d'entre eux, Hesch et Klob en ont observé plusieurs exemples. Suivant Klob (2), le cancer villeux peut se développer primitivement dans la vésicule, et la description qu'il donne de cette altération se rapproche

(2) Klob. — *Wiener Wochenblatt*, 1856.

beaucoup de celle de Frerichs : nous allons résumer ici les points principaux de son travail. Le plus souvent, dit-il, le cancer villeux primitif est à pédicule plus ou moins large et siége dans la paroi antérieure de la vésicule; il a son point de départ dans le tissu cellulaire sous-muqueux. Dans d'autres cas, son apparition est plus diffuse; mais le maximum de la lésion siége surtout sur la paroi de la vésicule. Les innombrables petites villosités sont également plus épaisses, plus longues, plus ramifiées au fond que vers le col. Dans un cas qu'il a observé, Klob a vu des végétations en masses d'un rouge foncé, à pédicules minces, et siégeant sur la paroi antérieure de la vésicule. Sous l'eau, ces masses pédiculées se décomposaient en villosités excessivement fines, ramifiées, qui étaient recouvertes d'un liquide crémeux d'un blanc rougeâtre, facile à enlever par le lavage. Le reste de la surface interne de la vésicule avait perdu son caractère de muqueuse, et était converti en tissu aréolaire : par places, la charpente était constituée par des lamelles qui donnaient l'aspect de canaux remplis de liquide cancéreux.

A l'examen avec le microscope, le cancer villeux de la vésicule biliaire présente, comme charpente, le plus souvent, une végétation dendriforme de la première variété de Rokitansky ; les pédicules s'étendent au loin ; les crosses sont recouvertes de cellules épithéliales cylindriques juxtaposées, ce qui donne à ces végétations l'aspect d'une villosité intestinale.

Les vaisseaux nombreux offrent des caractères

intéressants : tantôt ce sont des réseaux vasculaires simples, qui s'élargissent en entrant dans la villosité où ils se ramifient; sous le champ du microscope, ils apparaissent sous forme de collerette; plus loin, ils offrent des dilatations anévrysmales, tantôt cylindriques, tantôt sacciformes ou fusiformes. Les parois de ces vaisseaux semblent hyalines et pourvues de quelques noyaux.

La paroi de la vésicule peut offrir différents aspects : ou bien elle est fortement épaissie (2 à 6 lignes), — ce fait se rencontre surtout dans les cas de carcinomes végétants; — ou bien elle est devenue plus dure par suite de l'épaississement du tissu cellulaire sous-muqueux. Dans les parois mêmes, il existe des lacunes de grandeur variable, qui communiquent avec l'intérieur de la vésicule.

Le cancer peut détruire la paroi de celle-ci et déterminer une péritonite, si le contenu de la vésicule biliaire pénètre dans la cavité abdominale. Le contenu de la vésicule consiste en un suc d'un jaune rougeâtre, médullaire, crémeux, où l'on trouve des cellules d'épithélium cylindrique, des masses de grandes cellules de formes diverses, des éléments hyalins, des noyaux libres, des molécules graisseuses et un détritus purement granuleux. — Dans tous les cas de cancer villeux qu'il a observés, Klob a noté l'existence de calculs biliaires dans la vésicule. Voici le résumé d'une observation intéressante de cancer villeux de la vésicule biliaire.

OBS. XVII. — *Cancer villeux de la vésicule biliaire;*

dégénérescence consécutive du foie; — calculs biliaires. — (Docteur R. Heschl, *Wiener Zeitschrift*, 1852, tome VIII, page 9.)

Dans ce fait, il s'agit d'une femme de 62 ans, qui offrait, outre l'affection précitée, un noyau carcinomateux blanchâtre du foie, et une pneumonie croupale à droite.

La vésicule du foie avait une longueur de cinq pouces environ; ses parois avaient une épaisseur de deux à cinq lignes, et présentaient des aréoles de dimensions variables: celles-ci contenaient un liquide rouge verdâtre, qui par places, était d'un jaune puriforme. A leur surface interne, il n'y avait pas trace de muqueuse, mais on y voyait des végétations dont les unes, petites, veloutées, les autres plus grandes, nombreuses, étaient en forme de choux-fleurs: toutes étaient molles, les plus jeunes blanches, les anciennes vasculaires, d'un jaune sale, à aspect graisseux.

On pouvait déjà, à l'œil nu, reconnaître en elles presque partout la physionomie des végétations de Rokitansky, végétations ramifiées en forme de crosse, en partie transparentes, en partie opaques, qui sortent des parois de la vésicule, parois transformées en un feutrage blanc et dense.

Au microscope, on voyait : 1° que ces végétations étaient tapissées par une couche d'épithélium cylindrique qui les agglutinait çà et là en petites masses; — Cette couche était d'autant plus épaisse que la végétation était plus volumineuse; — 2° que dans quelques-unes on constatait des amas de fibres musculaires de la vie organique; — 3° que la substance de la plupart s'était transformée en graisse moléculaire; —4° enfin, que le liquide crémeux, jaune et rougeâtre, était formé d'épithélium cylindrique et de granulations graisseuses.

En outre, près du sommet de la vésicule, on trouva

plusieurs calculs biliaires ; il en existait un du volume d'une grosse noix dans le canal cholédoque : au-dessus de ce point, les voies biliaires étaient très-dilatées.

Heschl a eu occasion d'observer, la même année, deux autres cas de cancer villeux de la vésicule : dans ces deux derniers cas, comme dans celui qui précède, il existait des calculs et les voies biliaires étaient dilatées. — Nous n'insisterons pas davantage sur les particularités anatomiques qui se rattachent à la variété villeuse du cancer des voies biliaires, et nous terminerons ici cette note additionnelle qui aurait pu trouver, sans doute, une meilleure place ; mais, l'intérêt qu'elle présente fera pardonner, nous l'espérons, son arrivée un peu tardive.

Avant de donner les conclusions qui nous paraissent ressortir de notre travail, nous allons résumer nos observations de la manière suivante :

TABLEAU SYNOPTIQUE DES OBSERVATIONS

Nos	AUTEURS	SEXE	AGE	FORME DE L'ALTÉRATION	SIÉGE DE L'ALTÉRATION	INDICATIONS BIBLIOGRAPHIQUES.
1.	LACAZE DUTHIER et NOTTA.	F.	71 ans.	Encéphaloïde	Vésicule.	*Bull. Société Anatomique*, 1847.
2.	ICERY.	F.	81 ans.	id.	id.	*id.* 1853.
3.	DURAND-FARDEL.	F.	72 ans.	id.	id.	*Arch. de Médecine*, 1840.
4.	PROMPT.	F.	? ans.	id.	id.	*Bull. Société Anatomique*, 1866.
5.	MURCHISON.	H.	56 ans.	id.	id.	*Transactions of Pathol. Society*, t. VIII.
6.	CHARCOT.	F.	72 ans.	id.	id.	Inédite.
7.	CRUVEILHIER.	F;	78 ans.	id.	id.	*Anatom. Pathol.*, t. II.
8.	HAYEM.	F.	52 ans.	id.	id.	Inédite.
9.	VAN DER BYL.	H.	36 ans.	id.	Canal cholédoque.	*Transactions of Pathological Society*, t. IX.
10.	WILLIAM STOKES.	H.	68 ans.	id.	id.	*The Dublin Quaterly of Medical science*, 1866.
11.	BOUCHEREAU.	F.	78 ans.	Épithélioma	Vésicule.	*Bull. Société Anatomique*, 1866.
12.	DURAND-FARDEL.	F.	76 ans.	Squirrhe.	id.	*Ach. de Médecine*, 1840.
13.	ID.	F.	75 ans.	id.	id.	*id. id.*
14.	MAHIEUX.	F.	69 ans.	id.	id.	*Bull. Société Anatomique*, 1873.
15.	MARKAM.	F.	28 ans.	id.	id.	*Transactions of Patholog. Society*, t. VIII.
16.	HAYEM.	H.	66 ans.	id.	Vésicule et conduits.	Inédite.
17.	L. CORVISART et BROCA. . .	E.	58 ans.	id.	id.	*Bull. Société Anatomique*, 1847.
18.	DURAND-FARDEL.	F.	84 ans.	id.	Canal cholédoque.	*Arch. de Médecine*, 1840.
19.	CRUVEILHIER.	F.	73 ans.	Colloïde.	Vésicule.	*Anatom. Pathol.*, t. II.
20.	DURAND-FARDEL.	F.	72 ans.	id.	id.	*Arch. de Médecine*, 1840.
21.	CHARCOT et CORNIL.	F.	68 ans.	id.	id.	*Mém. Acad. Méd.*, t. XXVI.
22.	PERSONNELLE.	F.	66 ans.	id.	Vésicule et conduits.	*Bull. Société Anatomique*, 1869.
23.	HESCHL.	F.	62 ans.	Villeuse.	Vésicule.	*Wiener Zeitschrift*, 1852.
24.	KLOB.	?	? ans.	id.	id.	*Wiener Wochenblatt*, 1856.

Nous avons cru devoir réunir dans le tableau qui précède toutes les observations de cancer primitif des voies biliaires qui sont venues à notre connaissance. Parmi ces observations, il en est trois qui nous ont été communiquées récemment et qui sont arrivées trop tard pour qu'il nous ait été possible d'en faire mention dans le cours de notre travail. Nous devons deux de ces observations à l'obligeance de M. Hayem et la troisième à celle de M. Bouchereau. Ces trois faits n'infirment, en aucun point, les conclusions que nous avons posées ; nous pouvons même ajouter qu'ils viennent plutôt les corroborer. Dans les trois cas, la vésicule biliaire renfermait des calculs; deux fois seulement on a constaté l'existence d'un ictère foncé. Le fait de M. Bouchereau présentait cependant la particularité anatomique suivante : la vésicule biliaire, remplie de sang et de calculs laissait voir à sa surface de petites masses saillantes, mamelonnées, saignantes, qui, vues au microscope, étaient constituées par des cellules épithéliales, avec noyau et nucléoles,— ce qui les a fait considérer comme appartenant à l'épithelioma. — Nous regrettons de ne pouvoir relater ici ces trois observations dont l'une est particulièrement intéressante par la coïncidence de lésions anatomiques multiples très-différentes.

CONCLUSIONS

Arrivé au terme de cette étude, nous nous croyons autorisé à formuler les conclusions suivantes :

I. Le cancer primitif des voies biliaires, altération relativement rare, peut affecter quatre formes différentes : encéphaloïde, squirrheuse, colloïde, villeuse. Quelle que soit la forme sous laquelle se présente la dégénérescence, l'altération débute toujours par le tissu cellulaire sous-muqueux et ce n'est que plus tard qu'elle envahit les tuniques muqueuse et musculaire.— Parmi les particularités anato-pathologiques intéressantes qui peuvent dépendre de la dégénérescence cancéreuse, il faut noter la formation des calculs et la dilatation des voies biliaires : consécutivement à cette dilatation il survient souvent une inflammation et une suppuration des conduits hépatiques qui peuvent se rompre et donner lieu à une hépatite interstitielle.

II. Le cancer des voies biliaires s'observe ordinairement chez des vieillards, et plus souvent chez des femmes que chez des hommes. L'hérédité ne paraît pas jouer un rôle étiologique considérable.

III. Une douleur au niveau de l'hypocondre droit, revêtant parfois les caractères d'une colique hépatique, une tumeur ovoïde, globuleuse, parfois bosselée, située au niveau de la place qu'occupe normalement la vésicule, l'ictère avec toutes ses conséquences, quelquefois des accès de fièvre intermittente, des signes de cachexie cancéreuse, tels sont les caractères principaux du cancer des voies biliaires, affection dont le diagnostic est toujours difficile et la terminaison constamment fatale.

TABLE DES MATIÈRES

PARIS. — IMP. VICTOR GOUPY, RUE GARANCIÈRE, 5.

www.ingramcontent.com/pod-product-compliance
Ingram Content Group UK Ltd.
Pitfield, Milton Keynes, MK11 3LW, UK
UKHW020336180726
13839UKWH00002B/736